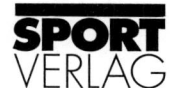

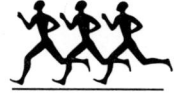

气功

KARL-DIETER ALLETTER

DIE KUNST DES ATMENS
Qi Gong

Das Geheimnis des chinesischen Systems
von Atmung und Bewegung

SPORTVERLAG BERLIN

Die Deutsche Bibliothek – CIP-Einheitsaufnahme

Alletter, Karl-Dieter:
Die Kunst des Atmens : Qi Gong : das Geheimnis des
chinesischen Systems von Atmung und Bewegung / Karl-Dieter
Alletter. [Fotos: Holger Peters]. – 1. Aufl. – Berlin : Sportverl.,
1993
   ISBN 3-328-00573-0

Gedruckt auf Papier mit chlorfrei gebleichtem Zellstoff

ISBN 3-328-00573-0

© Sport und Gesundheit Verlag GmbH 1993
Erste Auflage
Fotos: Holger Peters
Einbandgestaltung: Theodor Bayer-Eynck
Printed in Germany
Satz: IBV Satz- und Datentechnik GmbH, Berlin
Druck und Bindung: Graphischer Großbetrieb Pößneck GmbH
Ein Mohndruck-Betrieb

Inhalt

Atmen ist eine Kunst

Diese Behauptung klingt für uns Europäer recht merkwürdig. Atmet doch jeder Mensch im wahrsten Sinne des Wortes vom ersten bis zum letzten Atemzug sein ganzes Leben ohne Unterbrechung. Und doch wissen Chinesen sehr viel mehr über das Atmen und vor allem über dessen gesundheitsfördernde Wirkung als wir. Millionen Chinesen üben seit Jahrhunderten die Atemgymnastik Qi Gong aus. Einen Chinesen braucht man nicht vom Wert dieser Übungen zu überzeugen, was inzwischen auch die Schulmedizin durch wissenschaftliche Untersuchungen nachgewiesen hat: Mit Qi Gong erreicht man ein langes Leben und beste Gesundheit bis ins hohe Alter, und man kann fast alle Beschwerden und sogar organische Erkrankungen positiv beeinflussen und heilen.

Die Atemtechniken zur Heilung und Gesunderhaltung (Qi Gong), verbunden mit den Bewegungsübungen, dienen dem Erreichen folgender Ziele:

Dehnungsübungen zur Lockerung und Entspannung, zur Kräftigung und Anregung (Stretching), gymnastische Übungen zur Beseitigung von Haltungsschäden, Wiederherstellung der Mobilität und Revitalisierung, heilgymnastische Übungen zur Vorbeugung und Heilung von organischen Krankheiten.

Qi Gong kann also sowohl von Kranken als auch von Gesunden, und da wiederum vom „Schreibtischtäter" bis hin zum Spitzensportler, angewendet werden. Jeder kann sich seine Ziele stellen und die ihm zusagenden Übungen aus den hier beschriebenen 144 dafür einsetzen. Qi Gong ist zu komplex, um alle Übungen aus den verschiedensten Formen hier aufzuzeigen. Es ist auch nicht nötig, alle Formen und die dazugehörenden Übungssequenzen zu erlernen. Man könnte sich allerdings eine bestimmte Form aussuchen und diese üben. Doch welche aus dem großen Angebot? Alle Formen sind gut und haben das gleiche Ziel: Lindern und Heilen. In diesem Buch wird deshalb nicht nur eine Form angeboten; es bietet aus vielen verschiedenen Formen die Übungen, die leicht und ohne großen Aufwand zu erlernen sind und schnell und nachhaltig den Prozeß der Linderung und Verbesserung des allgemeinen Zustandes einleiten.

Dieses Buch soll weder den Arzt noch den Trainer ersetzen. Deshalb der Appell an den Leser: *Suchen Sie sich die Übungen aus, die Ihnen am meisten zusagen. Scheuen Sie sich auch nicht zu kombinieren, also Übungen auszuführen, deren ausgewiesene Zielstellung nicht mit Ihren Zielen übereinstimmt. Wichtig ist, daß Sie die Übungen nicht als notwendiges Übel ansehen, sondern daß Sie sie in Ihren Lebensrhythmus einbeziehen, daß Qi Gong so selbstverständlich für Sie wird wie Essen und Trinken.*

Die alte chinesische Heilkunst

Wer die chinesische Heilgymnastik und die Atemtherapie Qi Gong (auch Chi Kung) erlernen will, muß sich nicht tiefgründig mit dem Fühlen und Denken der Chinesen oder mit der Philosophie des Taoismus auseinandersetzen. Doch einiges grundsätzliches Wissen über die chinesische Mentalität und chinesisches Denken ist für den Übungserfolg nützlich. Einige Übungen würden sonst unverständlich sein und vielleicht mit einem Kopfschütteln als unrealistisch abgelehnt werden.

Doch unrealistisch ist diese Heil- und Atemgymnastik nicht, sondern für uns Europäer nur ungewohnt.

Der große Erfolg gibt den Chinesen recht: Mittlerweile sind viele Europäer von der wohltuenden Entspannung und Wiederherstellung ihres Wohlbefindens überzeugt worden. Bei den Krankenkassen hat man das längst erkannt. Solche Therapien werden selbstverständlich finanziert.

Im allgemeinen glauben wir immer noch, für unsere Gesundheit seien allein die Ärzte mit ihrer Medizin und ihren Medikamenten zuständig. Man(n oder Frau) kann selber nicht viel dafür tun. Vielleicht noch ein bißchen Sport nach Feierabend oder am Wochenende. Aber wenn man so ab dem 30. Lebensjahr Schmerzen in Nacken, Schulter, Rücken, Beinen oder Hüftbeschwerden hat, so trete man etwas langsamer, auch beim Sport, gehe regelmäßig zum Arzt und nehme pünktlich die verordnete Medizin. Man bringt ja schließlich auch sein Auto in die Werkstatt zum Checken oder zur Reparatur.

Doch wie einige geschickte Hobbybastler mit Ersatzteilen ihr Auto wieder flottmachen, so können Sie ohne großartige Hilfsmittel Ihren Körper wieder schmerzfrei und beweglich bekommen. Sie müssen nur gesundheitsbewußter leben. Mit der chinesischen Heil- und Atemgymnastik ist das möglich. Ob Sie achtzig oder acht Jahre alt sind, ein Kraftsportler oder zu schwach, um auch nur den eigenen Arm zu heben, in jedem Fall gibt es spezielle, für Sie geeignete Übungen. Auch Übungen, die, am Morgen ausgeführt, beleben und anregen, und Übungen, am Abend ausgeführt, die zur Ruhe und besserem Schlaf verhelfen. Sie fördern die Widerstandskraft gegen Krankheiten und vermögen auch da zu helfen, wo chronische Erkrankungen vorliegen. Die Besonderheit liegt darin, daß Geist, Körper und Atmung aktiv miteinander verbunden werden. Auf diese Weise wird das „wahre Qi" (Zhenqi) des Organismus trainiert. Das Gleichgewicht zwischen Körper und Geist wird hergestellt. Ein Ungleichgewicht führt zu Störungen und Krankheiten. Wenn Organe eine Über- oder Unterfunktion haben, werden wir krank. Die chinesischen Heilübungen verschaffen dem sympathetischen Nervensystem Erleichterung und stellen so das Energiegleichgewicht wieder her. Der Chinese spricht vom Ausgleich des Yin und Yang.

„Natürlich leben – im Einssein mit der Natur leben." So heißt es im „Tao Te King" – dem Buch der Weisheiten. Und weiter:
„Der Mensch
tritt ins Leben weich und schwach,
er stirbt hart und stark.
Alle Wesen
treten ins Leben weich und zart,
sie sterben trocken und dürr.
Darum: Das Harte und Starke ist Begleiter des Todes.
Das Weiche und Schwache ist Begleiter des Lebens.
Also:
Alles Starre und Harte ist tot, alles Biegsame lebt."

Beobachten können Sie das tagtäglich in der Natur. Der Baum, der dem Sturm trotzt, wird durch den Orkan gefällt. Der Grashalm, der sich vor dem Winde neigt, wird durch den Orkan zu Boden gedrückt. Doch anschließend steht er wieder gerade und aufrecht in der Sonne. Anpassung an den Rhythmus der Natur, so heißt es bei den Chinesen. Auch bei uns Menschen kommt es auf diesen Rhythmus und Einklang an. Wie im vorgenannten Sprichwort ist die Beweglichkeit unseres Körpers und unseres Geistes von großer Wichtigkeit. Da dies die alten Chinesen erkannten, sind seit Jahrhunderten, zum Teil schon seit Jahrtausenden, die Heilübungen fester Lebensbestandteil. Mit ihnen ist eine lange, erfolgreiche Tradition der Heilkunst verbunden, die vielen Millionen Menschen geholfen hat. In dieser Tradition schlägt sich die Anschauung nieder, daß Atmung, Geistestraining, Körperschulung und Medizin bei der Entwicklung körperlicher Fitneß und der Vorbeugung und Behandlung von Krankheiten zusammenwirken können.
Übrigens wurde diese Idee mehr als tausend Jahre später in Schweden aufgenommen, leider ohne die so wichtige Atemtherapie. Aus der unzähligen Menge von Übungen, alten sowie neuen, sind hier nur die herausgesucht worden, die leicht verständlich und leicht zu erlernen sind, die rasche Abhilfe bei den verschiedensten Beschwerden bringen. Viele dieser Übungen wurden irgendwann in die Krankengymnastik übernommen und kommen denjenigen bekannt vor, die von ihrem Arzt schon einmal krankengymnastische Übungen verordnet bekommen haben.
Qi Gong baut auf leichten, langsamen gymnastischen Bewegungen mit der richtigen Atemtechnik auf. Ausführen kann sie jeder, wie schon erwähnt. Sie wirkt nicht anstrengend, sondern entspannend und doch belebend. Ziel ist, den gesamten Körper geschmeidig und beweglich zu machen und die inneren Organe zu durchbluten und zu reinigen, mit Sauerstoff zu versorgen sowie Schmerzen zu lindern oder sogar zu beseitigen.
Die beschriebenen Übungen stammen aus Formen mit so poetischen Namen wie:

Wu Chin Hsi
Das Spiel der fünf Tiere

Diese Übungen ahmen die Bewegungen und Verhaltensweisen von fünf Tierarten nach, des wilden Tigers, des eleganten Hirsches, des schwerfälligen Bären, des behenden Affen und den Flug des leichten Vogels.

Pa Tuan Chi
Die acht eleganten Übungen

Diese Übungen werden im Stehen ausgeübt. Der Schwerpunkt liegt auf den Armen, obwohl auch Kopf, Nacken und Rumpf mitbewegt werden. Sie können sowohl kräftig als auch sanft ausgeführt werden.

9

Yi Chin Ging
Die Methode der Transferierung schwacher, schlaffer Muskeln in starke und feste

Diese Übungen dienen nicht nur zur Erhaltung der Gesundheit, sie können auch in der Rekonvaleszenz nach einer Erkrankung der Knochen eingesetzt werden, da sie besonders stärkend auf die Muskeln und das Gewebe wirken. Harte und kräftige Bewegungen, die jedoch Sanftheit und Gelassenheit in sich bergen, sind typisch.

Shih Erh Tuan Chi
Die zwölf eleganten Übungen

Diese bestehen aus Selbstmassage und Fitneßübungen, die überwiegend im Sitzen ausgeführt werden. Sie sind ebenso für alte und schwache Menschen geeignet wie für die, welche an chronischen Krankheiten leiden.

Die Atmung

呼吸

Das Atmen ist bei jedem Lebewesen für die Gesundheit ebenso wichtig wie Essen und Trinken, vielleicht sogar noch wichtiger. Ohne Essen hält der Mensch eine Weile aus, vielleicht einen Monat; ohne zu trinken nur ein paar Tage, höchstens eine Woche.

Doch ohne zu atmen? Höchstens drei Minuten, wenn man nicht gerade Perlentaucher ist.

Die moderne Medizin weiß, daß die alten Grundsätze der Atmung richtig sind. Heute kennt sie die „Embryonal-Atmung", denn im Mutterleib kann das Ungeborene nicht durch Mund und Nase atmen. Es atmet und ernährt sich durch die Nabelschnur, der „Pforte des Lebens und des Schicksals" nach dem Verständnis des chinesischen Tai Chi. Doch schon kurz nach der Geburt zeigt sich der Unterschied zwischen den althergebrachten Atemtechniken der Chinesen und unseren westlichen „brachialen" Praktiken. Das Neugeborene ist für wenige Augenblicke ohne Atemluft. Bei uns wird nach dem Durchtrennen der Nabelschnur diesen von der großen Anstrengung der Geburt erschöpften, zerbrechlichen Wesen mit derben Schlägen auf den Rücken das Luftholen beigebracht. Bei den Chinesen wird seit alters her der Nabel mit warmem Wasser abgetupft, so daß das Baby dadurch anfängt, selbständig zu atmen, denn: „Der Nabel ist die Urquelle des Lebens."

Für uns sind Nase, Mund, Rachen und Lunge die wichtigsten Wege für die Atmung; für die Chinesen ist der Nabel der wichtigste Ort. Ein chinesisches Sprichwort sagt: „Konzentriere dich beim Atmen lange genug auf deinen Nabel, dann wirst du den Mittelpunkt der Welt erleben."

Wir haben die richtige Atmung im Mutterleib zurückgelassen. Wir atmen nicht mehr mit dem Bauch, sondern fälschlicherweise nur mit dem Brustkorb. Dadurch werden nur die Lungen beatmet und nicht der ganze Körper. Qi Gong lehrt uns wieder das richtige Atmen mit dem Bauch. Die Beatmung des ganzen Körpers.

Was ist eigentlich die Atmung?

Die Atmung ist ein sich ständig wiederholender, uns unbewußter Vorgang, der vom Atemzentrum gesteuert wird. Das Atemzentrum liegt im Kleinhirn im verlängerten Rückenmark. Hier werden die Atmung und die Atemfrequenz unwillkürlich reguliert und in Gang gehalten.

Bei der Atmung wandelt der Mensch ca. 4% Sauerstoff aus der Luft in Kohlendioxid um. Das Atemzentrum reagiert auf den Kohlendioxidgehalt des Blutes. Hat dieser im Blut eine bestimmte Höhe erreicht, werden vom Atemzentrum Impulse ausgesandt, die einen Reiz auf die Brustmuskulatur und das Zwerchfell ausüben und so den nächsten Atemzug auslösen. Schon kleine Schwankungen des Kohlendioxidgehaltes im Blut wirken sich auf den Rhythmus der Atmung, und zwar auf Atemtiefe und Atemfrequenz, aus. Eine Erhöhung des Kohlendioxids im Blut führt zu einer Vertiefung der Atemzüge und somit zu einer Vergrößerung des Atemvolumens. Oberhalb 8% Kohlendioxid in der Einatemluft tritt, infolge der Narkosewirkung des Kohlendioxids, ein Atmungsabfall ein, der schließlich in eine Atemlähmung übergeht.

Wie schon beschrieben, geschieht das Ein- und

Ausatmen unwillkürlich. Doch können wir es auch willkürlich beeinflussen. Denken Sie an den Sommer und die Luftmatratzen oder an einen Luftballon. Denn hierbei ist Vorsicht geraten. Wer willkürlich zu schnell und zu oft ausatmet, verringert den Kohlendioxidgehalt des Blutes so rasch, daß es zu Störungen kommen kann (Gefahr der Hyperventilation).

Bei erhöhter körperlicher Leistung wird mehr Sauerstoff verbraucht und dementsprechend auch mehr Kohlendioxid erzeugt. Durch den größeren Kohlendioxidanteil wird der Anreiz auf das Atemzentrum verstärkt, und die Atmung wird lebhafter. Normal atmet der Mensch, je nach Geschlecht, Alter und Größe, etwa 15 bis 20mal je Minute und verbraucht etwa 8 bis 10 Liter Atemluft. Bei schwerer Arbeit oder anderer körperlich anstrengender Tätigkeit dagegen, z. B. beim Sporttreiben, steigt der Verbrauch bis zu 70 Litern in der Minute; bei kurzzeitiger Schwerstarbeit sogar bis zu 100 Litern.

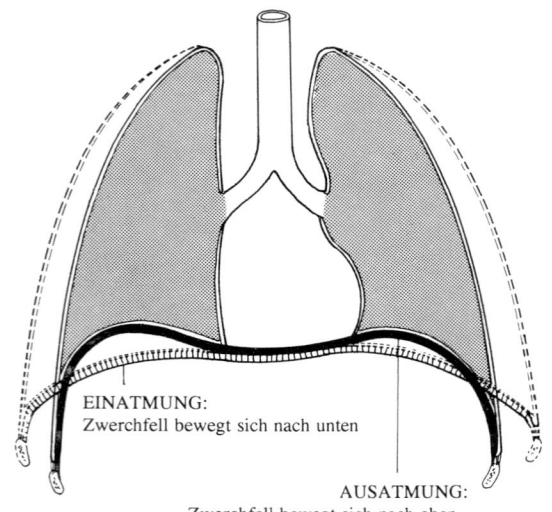

EINATMUNG:
Zwerchfell bewegt sich nach unten

AUSATMUNG:
Zwerchfell bewegt sich nach oben

Mechanismus der Atmung
Anheben und Erweitern des Brustkorbes mit Abflachung des Zwerchfells beim Einatmen; Senken und Verengen des Brustkorbs mit Wölbung des Zwerchfells beim Ausatmen

Was geschieht mit der Atemluft?

Durch die Atmung wird dem Körper Sauerstoff aus der Umgebungsluft zugeführt. Der Mediziner unterscheidet dabei zwischen der „äußeren" und „inneren" Atmung.

Der Weg, den die eingeatmete Luft nimmt, geht über die „äußeren Atmungsorgane": Rachenraum, Kehlkopf, Luftröhre. Der Brustkorb wird beim Einatmen gehoben, dadurch entsteht in den Lungen ein Unterdruck, und die Luft strömt durch die Luftröhre in die Lungen.

Beim Einatmen wird der Raum innerhalb des Brustkorbes vergrößert; dies geschieht einmal dadurch, daß die Rippen durch die Zwischenrippenmuskeln angehoben werden, und zum anderen dadurch, daß das Zwerchfell hinabgezogen wird.

Wird beim Einatmen gleichzeitig der Unterbauch, unterhalb des Bauchnabels, herausgedrückt, kann das Zwerchfell tiefer sinken, und die Lungenflügel haben mehr Platz, sich auszudehnen. Nun beginnt die „innere" Atmung.

Die eingeatmete Luft gelangt durch die Luftröhre (Trachea) in die beiden Luftröhrenhauptäste, in die Verästelungen (Bronchien) und kleinen Verästelungen (Bronchiolen), bis in die Haargefäße (Kapillaren) und damit in die feinsten Lungenbläschen (Alveolen), die insgesamt eine Oberfläche von etwa 80 bis 100 m² haben. Durch die feinen Wandungen dieser Lungenbläschen geht der Sauerstoff der Einatemluft hindurch (Flüssigkeiten gehen nicht hindurch) und wird von den die Luftbläschen umgebenden feinsten Blutgefäßen aufgenommen (etwa 4% Sauerstoff). Jetzt beginnt der Gasaustausch. Der Sauerstoff strömt vom Luftraum der Alveole durch die Alveolenwand in das Blut und das Kohlendioxid aus dem Blut in den Luftraum der Alveole. Dieser Austausch der Gase ist deshalb möglich, weil in der Luft und im Blut unterschiedliche Teildrücke (Partialdrücke) herrschen. Durch den Unterschied der Drücke ist ein natürliches Druckgefälle gegeben, so daß die Gase zu der Seite überströmen, wo der geringere Partialdruck herrscht. Dieses Überströmen geht so lange von statten, bis sich auf beiden Seiten der Druck ausgeglichen hat.

Durch den Blutkreislauf gelangt der Sauerstoff über das Herz und die Adern in das Gewebe und wird hier an die lebenden Zellen abgegeben. Durch den Stoffwechsel in den Zellen wird Sauerstoff in Kohlendioxid umgewandelt, das wieder vom Blut aufgenommen wird. Das Kohlendioxid gelangt mit dem Blut durch die Venen wieder in die Lungen zurück und wird jetzt beim Ausatmen an die Umluft abgegeben.

Bei der Ausatmung sinkt der Brustkorb und verengt sich dadurch. Der Unterbauch wird eingezogen, das Zwerchfell hebt sich langsam und wölbt sich zu den Lungen hoch. Dadurch kommen die Lungen unter Druck, die Luft strömt so aus den tiefliegenden Lungenpartien heraus.

Wenn Sie jetzt bedenken, daß Billionen von Körperzellen in jeder Sekunde darauf warten, mit frischem Sauerstoff versorgt zu werden, verstehen Sie wohl, wie wichtig es ist, Ihre Atmung zu verbessern. Denn die Folgen von oberflächlicher oder schlechter Atmung sind immer die gleichen: Müdigkeit, mangelnde Widerstandskraft gegen Krankheiten, Nervosität. Richtige Atmung macht die Lungen selbst immun gegen Krankheit.

Bekanntlich vertragen z. B. Tuberkelbazillen keinen Sauerstoff. Deshalb die Liegekuren in reiner Höhenluft für Tuberkulosepatienten.

Die richtige Atmung ist aber auch der Beweis dafür, wie sehr Körper, Geist und Seele zusammenhängen. Sind Sie aufgeregt, zornig, nervös oder voller Angst, so geht Ihr Atem schneller. Atmen Sie aber ein paarmal tief durch, so beruhigt sich die Atmung, und Sie werden wieder ruhiger und besonnener.

Die chinesische Atemtechnik

Diese richtige Atmung soll Ihnen helfen, Ihren Körper, Ihren Geist und Ihre Seele zu trainieren: Ihren ganzen Körper zu beatmen.

Zunächst sollten Sie genau kontrollieren, ob Sie eine Bauchatmung überhaupt auf Anhieb ausführen können. Infolge anhaltender schlechter Atemgewohnheiten ist die Bauchdecke nämlich oft verspannt und verhärtet, so daß einige Geduld dazu gehört, deren Entspannung wieder zu erlernen und damit eine wichtige Voraussetzung für einwandfreie Tiefatmung zu schaffen.

Ohne eine Entspannung der Bauchdecke ist eine richtige Atmung nicht möglich!

Es ist verkehrt, beim Einatmen gerade noch ein wenig den Brustkorb zu erweitern, dagegen den Bauch überhaupt nicht zu bewegen. Genauso falsch ist es, bei der Tiefatmung die Brust und die Schultern anzuheben und diese Bewegung durch Baucheinziehen zu unterstützen. Das richtige Zusammenspiel von Bauch und Brust können Sie erlernen. Dazu dienen die folgenden Übungen.

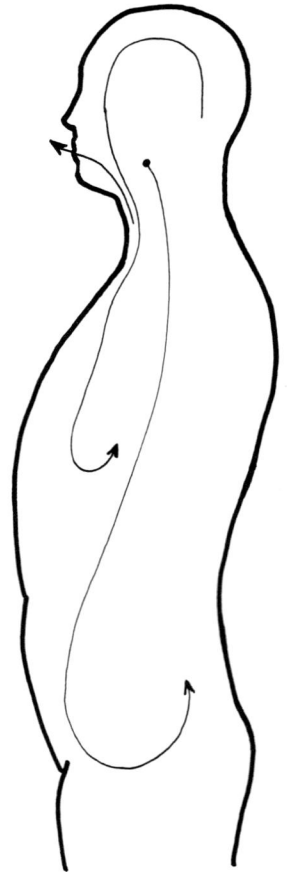

Mit der chinesischen Atemgymnastik wird der ganze Körper beatmet: Die Atemluft wird aus dem Rachenraum bis in den Bauch geführt. Von dort steigt sie hoch in den Kopf und wieder hinab in die Brust. Zum Schluß wird sie wieder ausgeatmet

Basisübungen

Entspannungsübung mit Atemkontrolle

Rückenlage einnehmen und Becken leicht aufrollen, versuchen zu entspannen. Hände locker auf den Bauch, in Höhe des Bauchnabels, legen. Stellen Sie sich nun ein mit Wasser gefülltes Gefäß vor, das langsam entleert werden soll. So sollen auch die Lungen mit einer ersten und langsamen Ausatmung gründlich entleert werden, damit ohne Bemühungen, wie selbstverständlich, frische Luft und Sauerstoff einströmen können. Langsam und tief einatmen, durch die Nase, die Zungenspitze drückt hinter den oberen Schneidezähnen gegen den Gaumen. Den Bauch herausdrücken. Der Einatemvorgang ist richtig, wenn sich die Hände deutlich heben. Die Ausatmung erfolgt durch den leicht geöffneten Mund und soll länger dauern als die Einatmung. Der Bauch wird zur Unterstützung des Einatemvorganges eingezogen. Die Hände auf dem Bauch senken sich spürbar.

Vollatmung

Am besten führen Sie diese Atemübungen im Liegen aus, auf einer nicht zu weichen Unterlage. Auch bei dieser Übung ist die volle Aufmerksamkeit auf den Atemvorgang zu verwenden.
Beginnen Sie mit der Ausatmung. Durch den geöffneten Mund ausatmen, dabei senkt sich die Bauchdecke, wodurch sich das Zwerchfell langsam hebt. Konzentrieren Sie sich darauf, lassen Sie diesen Vorgang in Gedanken mitablaufen. Der Oberkörper bleibt unbewegt. Die Luft fließt auch aus den tiefliegenden Lungenpartien heraus.

Versuchen Sie das Ausatmen so lange wie möglich auszudehnen.
Dann ohne Luft eine kurze Pause einlegen, in der der Impuls zum Einatmen ausgelöst wird, wodurch das Zurückfließen des Atems fast ohne eigenes Zutun geschieht.
Nun erfolgt die Einatmung durch die Nase. Durch das leichte Herausheben des Bauches senkt sich das Zwerchfell langsam, und die unteren Bereiche der Lungen füllen sich mit Luft. Jetzt dehnen sich die Rippen und der Brustkorb, wodurch die mittleren Lungenpartien mit Luft angefüllt werden; dementsprechend füllen sich die Lungenspitzen beim Heben und Dehnen der oberen Rippen. Das Füllen jedes Lungenabschnitts sollte gleichmäßig ineinander übergehend geschehen, langsam, ohne Anstrengung und ohne Ruck.
Diese Atmung unterstützt die Herztätigkeit und beruhigt das Nervensystem.

Reinigungsatmung

Durch oberflächliche Atmung bleibt ständig ein zu großer Anteil an verbrauchter Luft in den Lungen zurück. Die Folgen davon können sein: Kopfschmerzen, mangelnde Vitalität, Unlust, häufig sogar Depressionen.
Um den Restluftanteil der Lungen zu reduzieren, bedarf es einiger Tiefatmungsübungen, die die Chinesen „Reinigungsatmung" nennen. Ein kleiner, wichtiger Rest an Kohlendioxid verbleibt zwar noch in den unteren Lungenpartien, aber es kommt darauf an, ihn auf das richtige Minimum zu reduzieren und den Lungeninhalt in größerem Umfang als bei der Normalatmung zu erneuern.
Diese Übung hat positive körperliche, geistige und seelische Auswirkungen. Sie fördert die Denkprozesse und vertieft das Selbstbewußtsein. Weitere Auswirkungen sind die Reinigung des

Blutes, der Lungen und Atemwege, der Stirn- und Nebenhöhlen, Erfrischung des Kopfes, Linderung bei Schnupfen und Kopfschmerz, Vorbeugung gegen Infektionskrankheiten, Stärkung des Nervensystems, Kräftigung des Bauches, Funktionsförderung von Leber, Milz, Bauchspeicheldrüse und Verdauung.

Beginnen Sie mit der Ausatmung: Stehen Sie in aufrechter Haltung mit entspannter Wirbelsäule. Schließen Sie den Mund bis auf einen kleinen Spalt. Nun wird die Luft in vielen kurzen abgerissenen Stößen mit der Kraft von Bauch, Zwerchfell und Rippenmuskeln durch den Spalt des Mundes ausgeatmet. Es hört sich dabei so an, als würden Sie ein „F" stimmhaft ausstoßen.

Einatmen. Langsam durch die Nase die Luft durch den Körper nach unten in den Bauch sinken lassen. Dann wieder wie vorher ausatmen.

Wiederholen Sie die Übung zweimal hintereinander.

Versuchen Sie anschließend auszuatmen, indem Sie die Luft nicht durch den Mund, mit dem stimmhaften „F", sondern mit großer Bauchkraft durch die Nasenlöcher wieder ausstoßen.

Atmung auf „Ha"

Bei dreimaliger Wiederholung der Übung kann der Luftinhalt der Lungen fast vollständig ausgetauscht werden.

Aufrecht stehen mit gespreizten Beinen, ausatmen. Arme seitlich über den Kopf führen und strecken, zusammenkommen lassen und Hände falten. Während dieses Ablaufs einatmen.

Nach leichtem Zurückwippen den Oberkörper gleichzeitig mit den Armen nach vorn fallen lassen und dabei den Atem mit dem Laut „Ha" und einem Stoß aushauchen. Die Beine werden gestreckt und die Knie durchgedrückt gehalten, die Arme pendeln zwischen den Beinen, der Oberkörper hängt locker von den Hüften herab. Nach mehrmaliger Wiederholung des Lautes „Ha" ist der Bauch ganz eingezogen, die letzten entbehrlichen Luftrückstände sind herausgestoßen worden.

Wiederholen Sie diese Übung zweimal.

Schluckatmung

Das Verschlucken der Einatemluft
Atmen Sie langsam und so lange wie möglich durch die Nase ein, halten Sie den Atem an, und verschlucken Sie ihn, indem Sie bei geschlossenem Mund Schluckbewegungen in Mund und Hals ausführen. Dabei stellen Sie sich vor, der verschluckte Atem würde wie ein Bissen oder wie ein köstlicher Tropfen im Körper nach unten durch das Zwerchfell in den Magen, bis zu der Stelle drei Daumen breit unterhalb des Nabels (von den Chinesen „Chi Hai", Ozean des Atems, genannt), sinken. Wie in einem Ozean sammelt sich hier der Atem, bevor er wieder nach oben steigt, um durch den Mund ausgeatmet zu werden.

Beruhigungsatmung

Um eine ungewöhnliche, angenehme innere Ausgeglichenheit herbeizuführen, das Nervensystem zu beruhigen und den Schlaf zu fördern, sollte diese Atemübung durchgeführt werden. Sie schenkt Ruhe und Harmonie für den Tag.

Setzen Sie sich mit entspannter Wirbelsäule in den Schneidersitz oder aufrecht auf einen Stuhl, atmen Sie tief ein, und konzentrieren Sie sich auf die Atmung. Langsam durch den leicht geöffneten Mund ausatmen, dabei den Laut „Om" anhaltend gleichmäßig ertönen lassen. Legen Sie zur Kontrolle eine Hand auf die Brust und die andere auf eines Ihrer Ohren. Sie spüren in Ihrem Inneren bei der Ausatmung eine deutliche Vibration. Wiederholen Sie diese Übung fünfmal.

Vor dem Schlafengehen

Legen Sie sich auf den Rücken, die Hände mit leicht gespreizten Fingern, ohne daß sich die Spitzen berühren, auf den Bauch. Nun beschränken Sie sich, mit geschlossenen Augen, auf ein möglichst passives Beobachten. Langsam zum Ausatmen die Luft herausfließen lassen und abwarten, bis die Einatmung die Luft ganz von selbst wieder zurückströmen läßt. Lassen Sie den Atem geschehen, ohne ihn zu stören, und Sie werden Ihren eigenen Atemrhythmus finden. Im „Geschehenlassen" des Atems, ohne Zwang und Willensanstrengung, wird die Atemfunktion wieder natürlich und damit richtig.

Die achtzehn Atemübungen für Gesundheit und Wohlbefinden

Die traditionelle chinesische Medizin geht davon aus, daß sich die Aufrechterhaltung des Lebens und der Gesundheit aus dem Gleichgewicht zwischen Körper und Geist ergibt. Eine Störung dieser Balance führt zu Krankheiten. Die der Tradition verpflichteten chinesischen Ärzte schenken daher diesem „Energie"gleichgewicht viel Aufmerksamkeit, wenn sie das Auftreten und die Entwicklung von Krankheiten, deren Diagnose, Pathologie und Behandlung erforschen.
Qi Gong erhält dieses Gleichgewicht. Über- oder Unterfunktionen der Organe werden reguliert, dem sympathetischen Nervensystem wird Erleichterung verschafft.
Die folgenden 18 Übungen sollten nach Möglichkeit hintereinander ausgeführt werden. Die Endstellung der einen geht automatisch in die Anfangsstellung der anderen Übung über.
Wer nicht die Zeit hat, kann sich auch einige der Übungen aussuchen und sie einzeln ausführen. Ebenso können einzelne Übungen häufiger ausgeführt werden als andere.

17

Atmungsanregung

Aufrecht stehen, beide Beine um Schulterbreite auseinandergesetzt. Becken aufgerollt, Kopf gerade. Hände liegen auf den Oberschenkeln.

Einatmen. Handgelenke werden nach oben durchgedrückt, Finger zeigen nach unten. Die Arme langsam bis in Augenhöhe anheben, die Handgelenke dabei locker lassen.

Ausatmen. Die Finger richten sich nach oben, die Handflächen zeigen nach vorn, die Handwurzeln sind herausgedrückt.

Langsam die Arme bis auf die Oberschenkel senken, die Beine knicken dabei in den Knien ein.

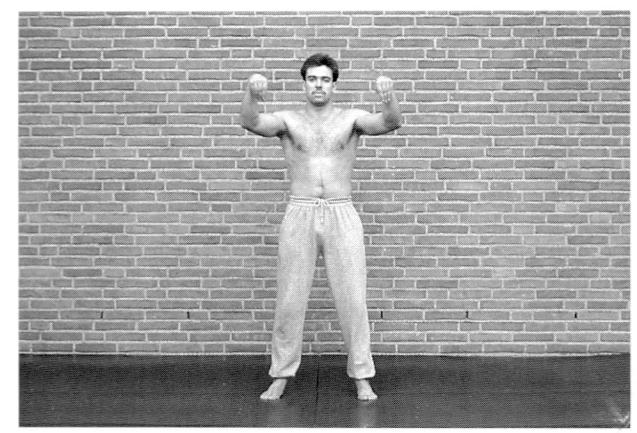

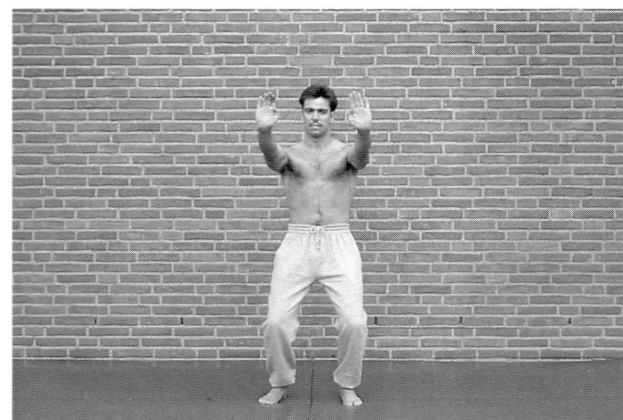

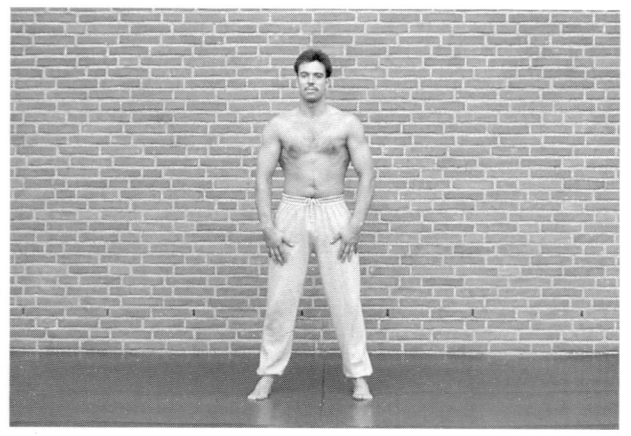

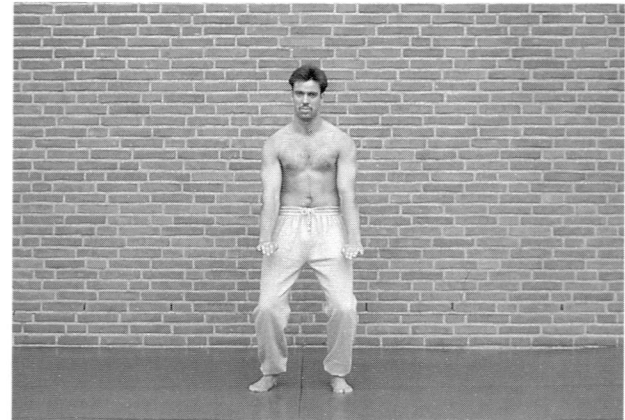

Weiten der Brust

In der Endstellung der vorigen Übung liegen die
Hände auf den Oberschenkeln, die Handgelenke
nach oben gebogen, Finger zeigen nach unten.
Beim Einatmen werden die Beine gestreckt und
die Arme langsam bis in Augenhöhe angehoben.
Die Handgelenke werden nach außen gedreht, so
daß die Finger zueinander zeigen. Die Arme gehen auseinander, bis sie mit den Schultern eine
Ebene bilden.

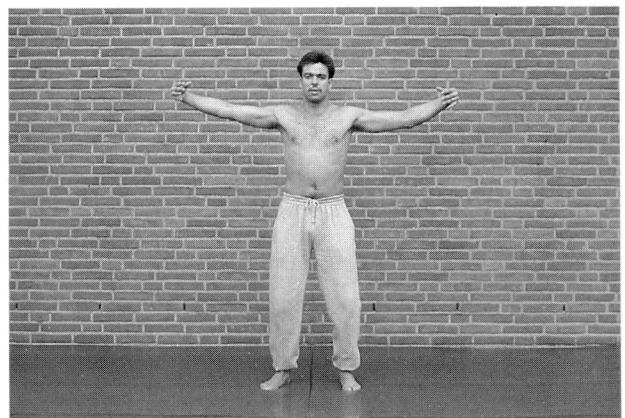

Atem anhalten, Handgelenke locker lassen und
die Arme nach hinten drücken. Zum Ausatmen
drehen sich die Hände, die Fingerspitzen zeigen
nach hinten. Die Handflächen nach außen, die
Handwurzel wird durchgedrückt. Die Arme bewegen sich wieder nach vorn bis vor das Gesicht.

Die Handflächen zeigen nach vorn, die Finger zur
Außenseite. Jetzt die Handgelenke locker lassen,
die Finger zeigen nach unten.

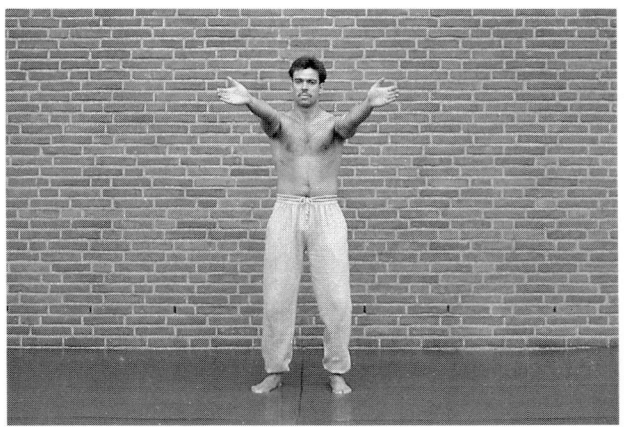

Dann die Hände aufrecht stellen, Handwurzeln
durchdrücken, Finger nach oben. Arme langsam
auf die Schenkel, Knie beugen.

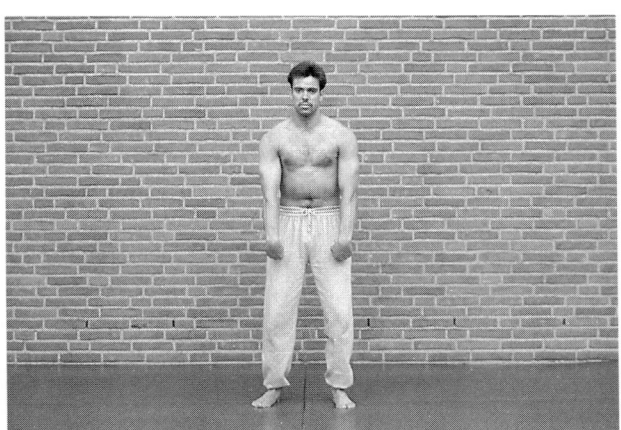

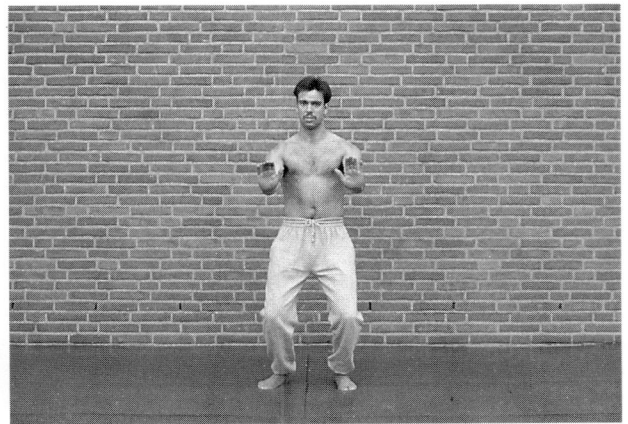

19

Dem Regenbogen winken

Gleiche Standposition wie vorhergehende Übungen. Beim Einatmen werden die Arme wieder wie in der vorigen Übung vors Gesicht gehoben. Dann wird der linke Arm in Schulterhöhe zur linken Seite gestreckt, mit der Handfläche nach oben. Der rechte Arm wird über dem Kopf erhoben und im Ellbogen angewinkelt. Das rechte Bein wird leicht gebeugt, während das linke gestreckt wird. Die linke Hüfte ist leicht zur Seite gebeugt. Der Blick geht zum linken Handgelenk, das locker gehalten wird.

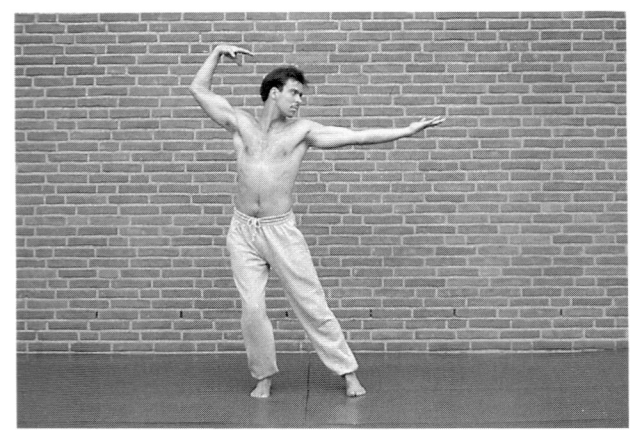

Beim Ausatmen wird der linke Arm mit durchgedrückter Handwurzel gestreckt nach oben bewegt. Der rechte Arm wird durchgestreckt, so daß die Arme schulterbreit nach oben gehalten werden. Dabei werden die Beine gestreckt. Der rechte Arm wird jetzt nach rechts waagerecht gestreckt. Handfläche nach oben.

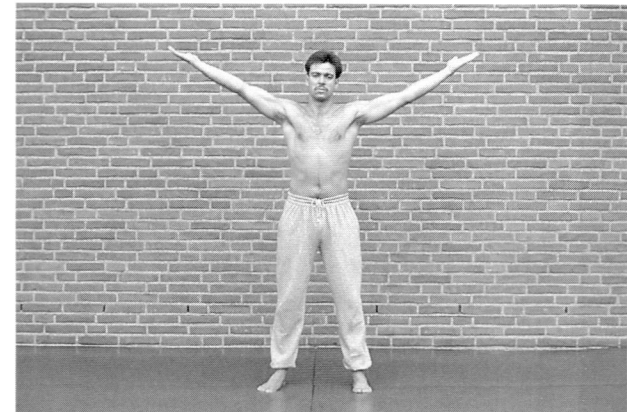

Der linke Arm wird über dem Kopf zur rechten Seite hin angewinkelt, Handfläche nach unten. Das rechte Bein wird gestreckt und das linke leicht gebeugt, so daß die rechte Hüfte eingeknickt ist. Der Blick geht zur rechten Seite auf das lockere Handgelenk.
Erneutes Einatmen und Heben der Arme leitet die Wiederholung der Übung ein.

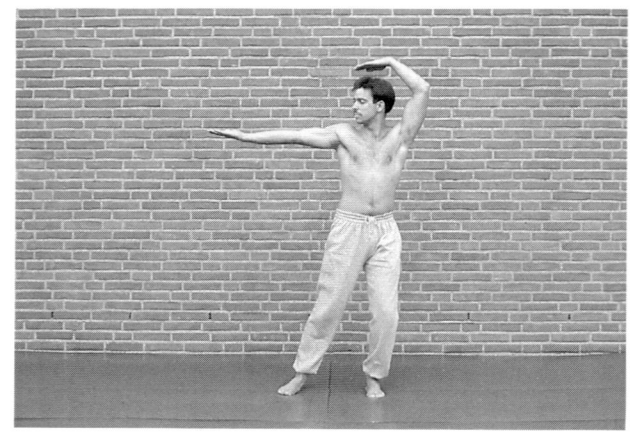

Die Wolken teilen

Gleiche Standposition, Arme waagerecht auf Schulterhöhe ausgestreckt, mit den Handflächen nach oben.

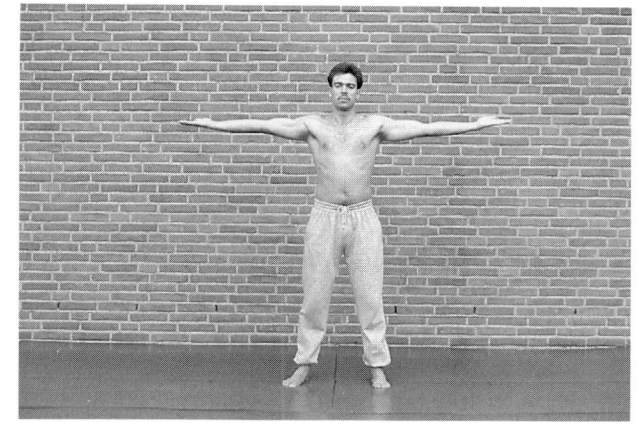

Einatmen und die Arme nach oben heben, bis die Handflächen über dem Kopf noch schulterbreit auseinander sind. Die Beine sind jetzt gestreckt.

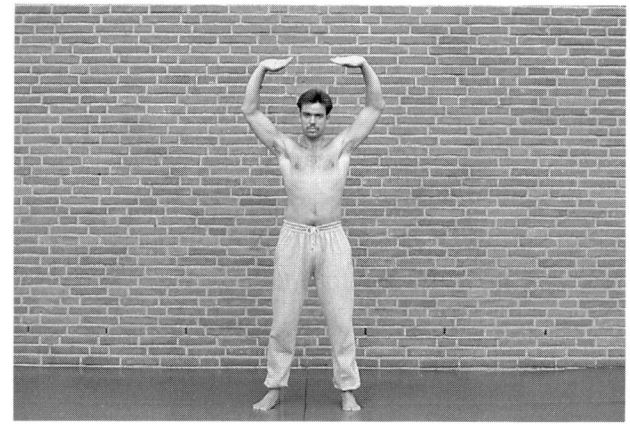

Beim Ausatmen drehen sich die Handflächen nach außen. Die Arme werden, Handwurzeln herausgedrückt, seitlich nach unten geführt, gleichzeitig beugen sich die Knie.

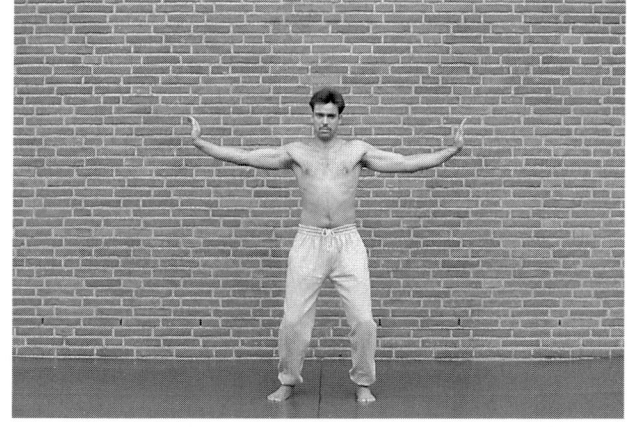

Die Hände kreuzen sich, ohne Berührung, linke Hand oben, mit nach oben gedrehten Handflächen, vor dem Bauch.

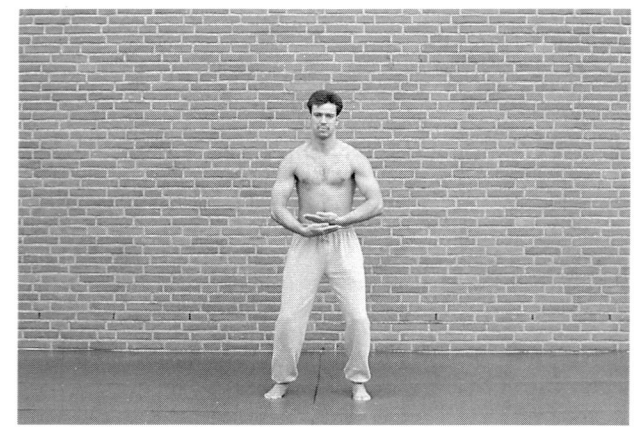

Beim Einatmen werden die Arme über Kreuz vor dem Körper bis über den Kopf gehoben, die Handflächen drehen sich nach außen. Dabei werden die Beine wieder gestreckt und die Arme seitlich auseinander geführt. Sind die Arme in Schulterhöhe, werden die Knie wieder gebeugt und die Arme weiter nach unten gesenkt, mit nach außen zeigenden Handflächen.

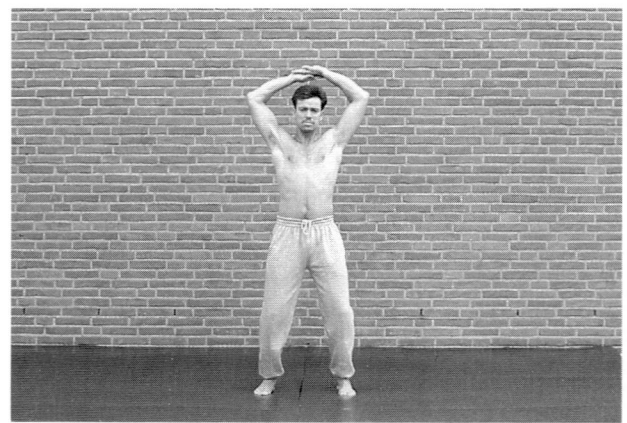

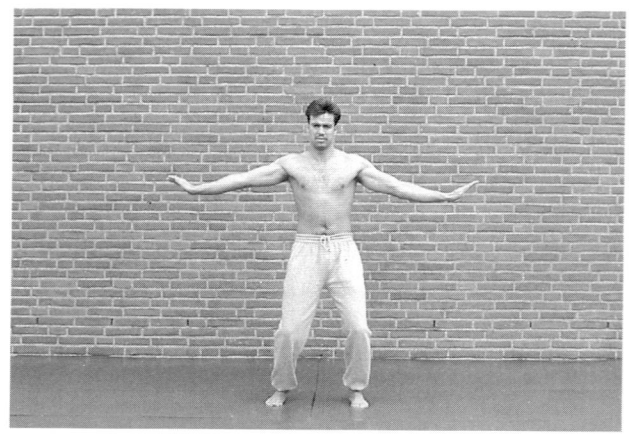

Die Bewegung wird weitergeführt, bis sich die Hände wieder vor dem Körper kreuzen.

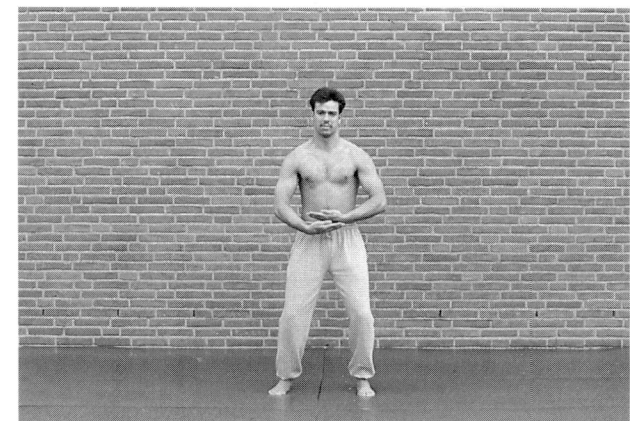

Übergang

Der rechte Arm wird nach vorn gestreckt. Finger stehen aufrecht, Handfläche zeigt nach vorn. Gleichzeitig wird der linke Arm, an der linken Hüfte vorbei, Handrücken voran, nach hinten bewegt, bis beide Arme eine Waagerechte bilden.

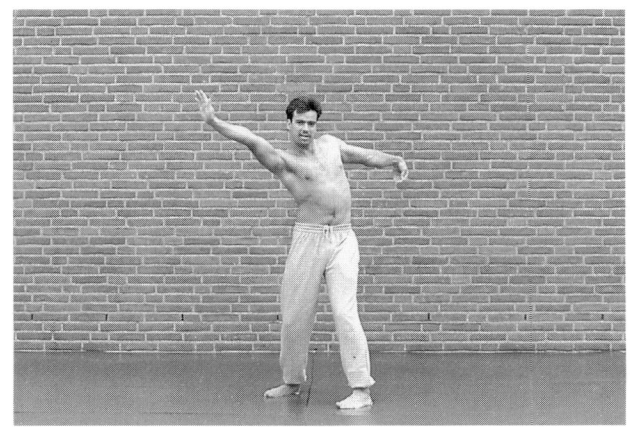

Beide Handflächen drehen sich nach oben. Der linke Unterarm wird nach oben abgeknickt, so daß sich die linke Hand über der linken Schulter befindet.

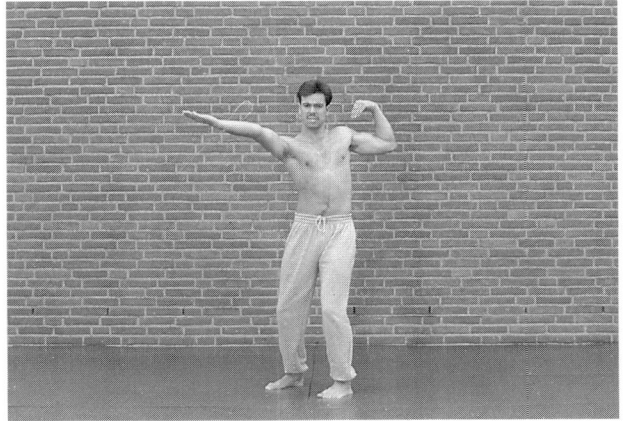

Kreisen und schieben mit dem Arm

Jetzt, mit dem Ausatmen, schiebt sich die linke Hand, Handfläche nach vorn und durchgedrückt mit stehenden Fingern, gerade vom Körper weg. Die rechte Hand, mit der Handfläche nach oben, wird zur rechten Hüfte gezogen, die Beine werden gebeugt.

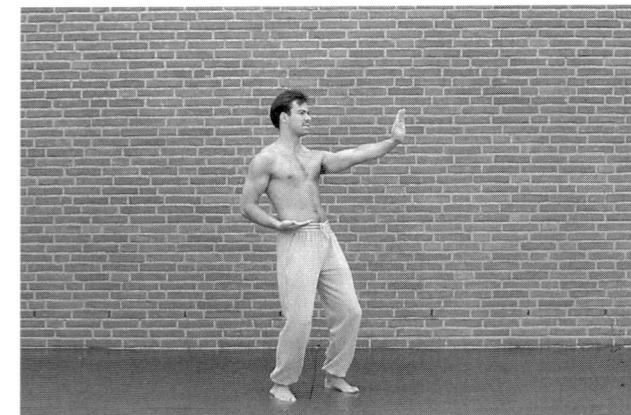

Die linke Schulter wird etwas nach vorn geschoben. Wieder einatmen, den rechten Arm nach hinten durchstrecken und die noch nach unten weisende Handfläche nach oben drehen. Der Kopf dreht sich langsam nach hinten zur rechten Hand. Beide Arme bilden eine Ebene.

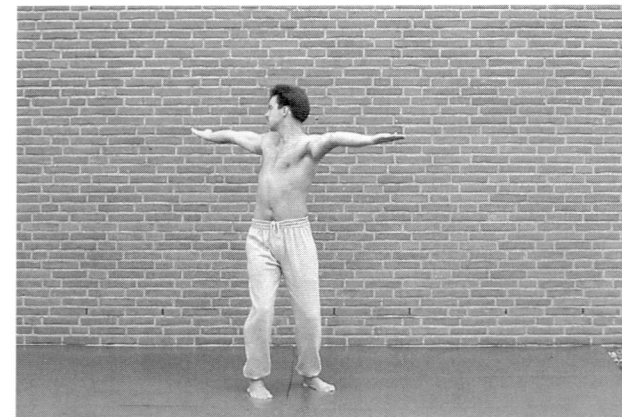

Beim Ausatmen wird der rechte Unterarm langsam nach oben abgewinkelt, so daß sich die rechte Hand über der rechten Schulter befindet. Die Handfläche weist nach unten. Der Kopf dreht sich langsam nach vorn.

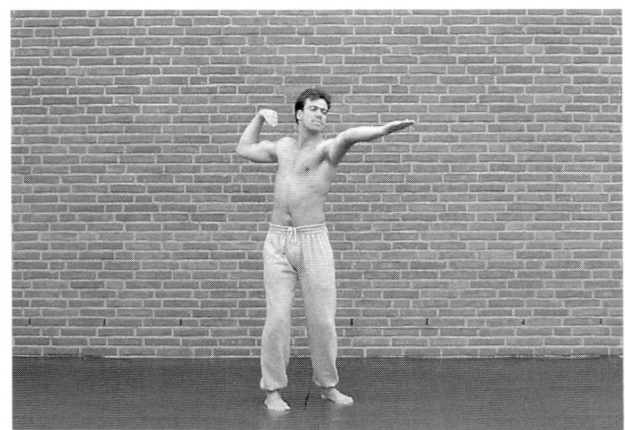

Die rechte Hand schiebt sich nun, von der Schulter aus, langsam den linken Arm entlang nach vorn. Die Handfläche zeigt nach unten. Gleichzeitig wird der linke Arm langsam zurückgezogen. Wenn die Hände auf gleicher Höhe sind, drückt die rechte Handwurzel mit hochgestellten Fingern nach vorn. Die linke Hand zieht sich so weit zurück, bis sie sich, mit der Handfläche nach oben, an der linken Hüfte befindet. Der rechte Arm wird durchgestreckt.

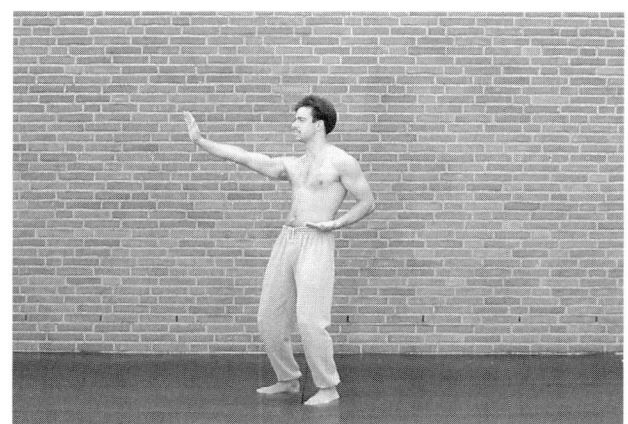

Übergang

Beim Einatmen wird der rechte Arm zurückgezogen, die Handfläche dreht sich nach oben. Die Arme werden gestreckt seitlich nach oben über den Kopf geführt, die Handflächen drehen sich zueinander.

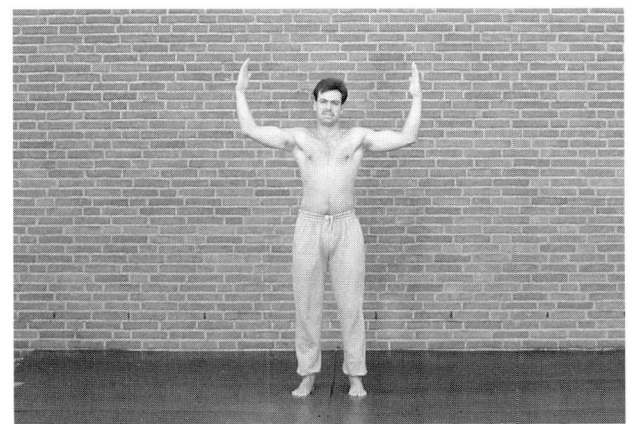

Die Beine werden dabei wieder gestreckt. Nun werden die Hände locker gelassen und die Finger mit nach oben weisenden Handflächen nach hinten gestellt.

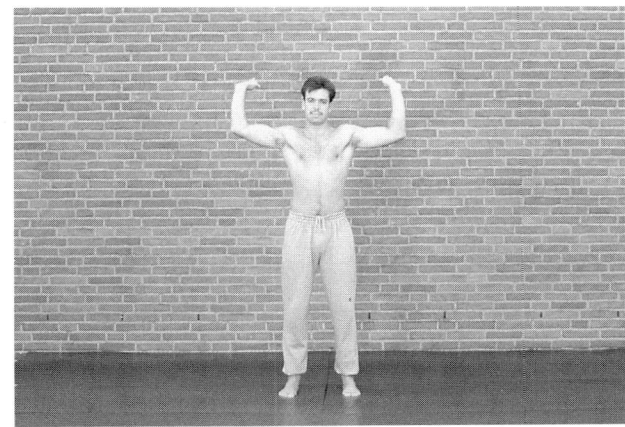

25

Am See rudern

Beim Ausatmen werden die Arme langsam von oben vor dem Körper nach unten bewegt, die Knie beugen sich. Mit durchgedrückten Handflächen werden die Arme seitlich neben die Oberschenkel gebracht. Die Handflächen werden, so weit es geht, nach außen gedreht.

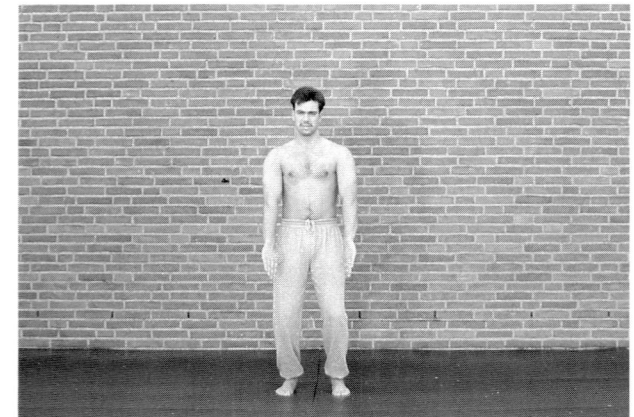

Beim Einatmen werden die gestreckten Arme seitlich wieder nach oben gehoben, bis die Handflächen über dem Kopf zueinander zeigen. Dabei werden die Beine wieder gestreckt.

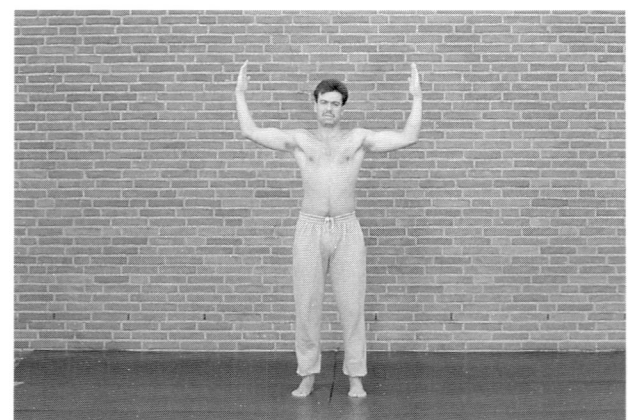

Jetzt, beim Ausatmen, Hände locker lassen, mit aufgerichteten Fingern und herausgedrückter Handwurzel langsam die Arme vor dem Körper abwärts bewegen, bis seitlich neben die Oberschenkel, gleichzeitig die Knie beugen, Handflächen wieder nach außen drehen.

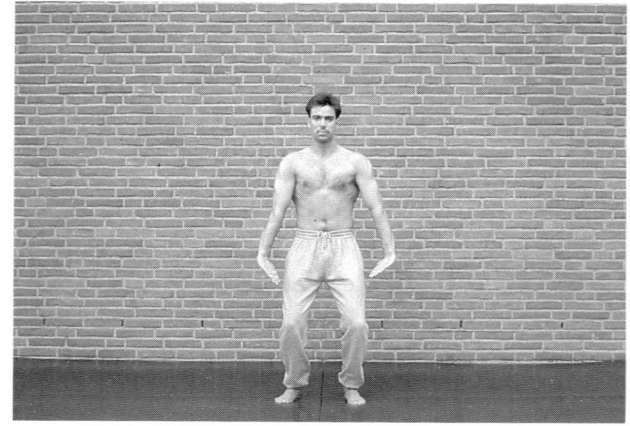

Den Ball heben

Aus der vorigen Endposition einatmen und die rechte Hand langsam von unten zur linken Seite bis in Augenhöhe heben. Der Oberkörper dreht sich dabei etwas nach links.

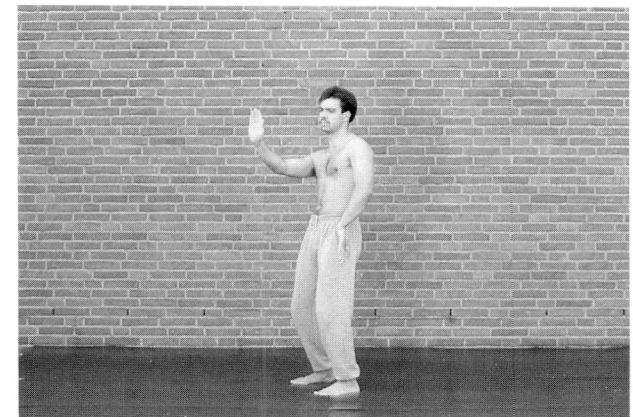

Die rechte Handfläche zeigt waagerecht nach unten. Die linke Hand wird vom linken Oberschenkel nach hinten und hinter dem Rücken zur rechten Körperseite geführt. Hand dabei unten lassen. Die Beine werden währenddessen gestreckt, die rechte Ferse hebt sich so weit ab, daß nur noch die Zehen den Boden berühren, die linke Ferse ist nur leicht angehoben. Die rechte Handfläche wird dabei, locker im Handgelenk, nach unten gedreht.

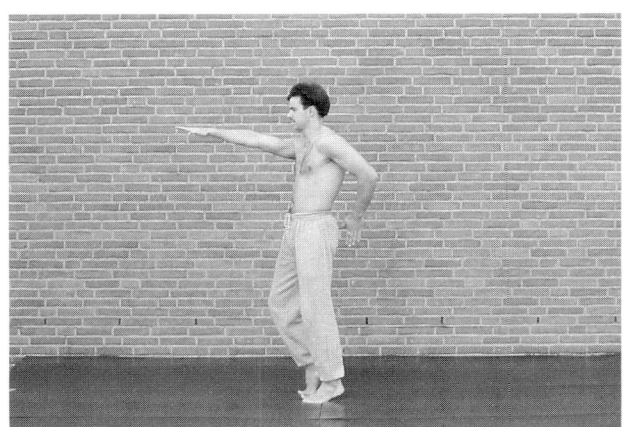

In der Ausatemphase wird die durchgedrückte rechte Hand, Finger nach oben, langsam vor dem Körper nach unten gesenkt. Die linke Hand wird mit der Handfläche nach vorn von hinten um den Körper herum in einer Kreisbewegung nach vorn gezogen.

Die Füße fassen wieder festen Stand, die Knie beugen sich. Beide Arme befinden sich jetzt vor dem Körper in Oberschenkelhöhe.

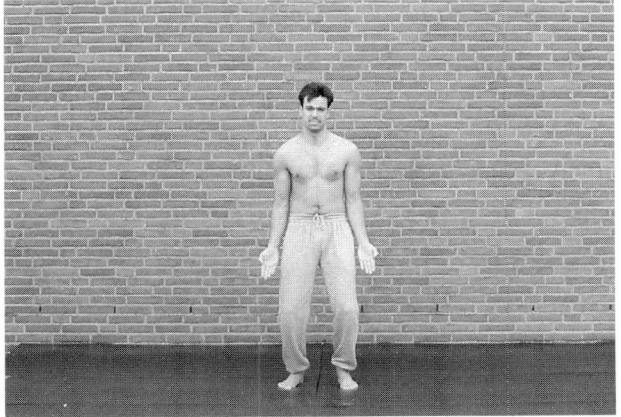

Nun, in der Einatemphase, die rechte Hand um die rechte Körperseite nach hinten bewegen, während die linke Hand, Handfläche nach vorn gedrückt, von unten bis zur rechten Seite in Augenhöhe gehoben wird. Der Oberkörper dreht sich dabei etwas mit nach rechts. Der linke Fuß wird bis auf die Zehenspitzen angehoben, die rechte Ferse nur leicht.

Ausatmen und linke Handfläche nach unten drehen. Den linken Arm langsam sinken lassen und die rechte Hand von hinten um die rechte Seite nach vorn bringen. Die Füße stehen wieder fest auf dem Boden, die Knie sind gebeugt.

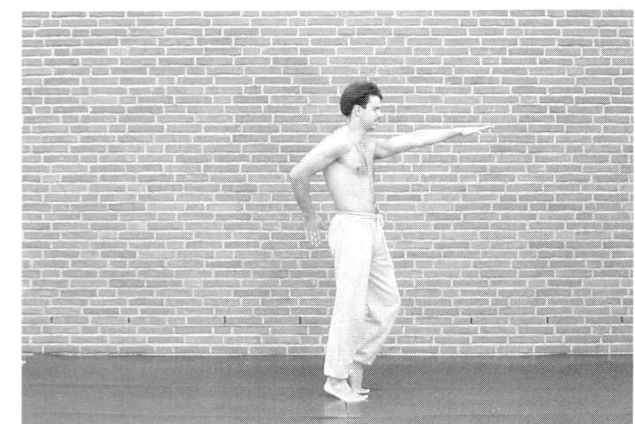

Nach dem Mond schauen

Mit dem Einatmen wird der linke Handrücken von unten seitlich angehoben. Die rechte Hand, mit der Handfläche nach vorn, folgt im Abstand von etwa 20 bis 30 cm. Der linke Arm wird über den Kopf gehoben, im Ellbogen leicht gebeugt. Der Oberkörper dreht sich zur linken Seite, die Füße stehen, parallel zueinander, fest auf, Beine gestreckt.

Linke Handfläche nach oben drehen und locker lassen.

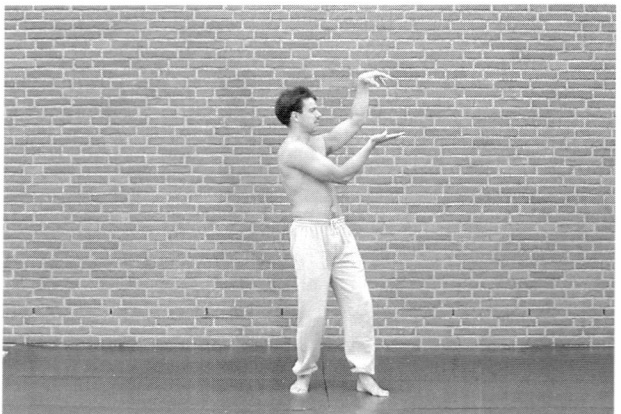

Beim Ausatmen senkt sich der linke Arm, Handfläche nach oben, im Abstand von etwa 20 bis 30 cm von der rechten Hand, bis in Schulterhöhe. Dort dreht sich die Hand gerade und wird, parallel zur rechten Handfläche, seitlich vor den Körper geführt. Gleichzeitig beugen sich die Knie.

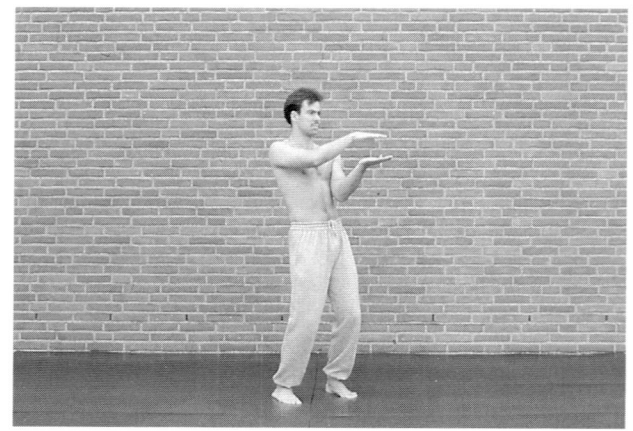

Zum Einatmen werden die Arme von unten, mit dem rechten Handrücken voran, zur rechten Seite hin gehoben, bis die rechte Hand über dem Kopf steht. Der Oberkörper wird nach rechts gedreht, die Beine gestreckt. Die Augen folgen der Hand.

Nun folgt der Übergang der Handfläche nach oben. Ausatmen.

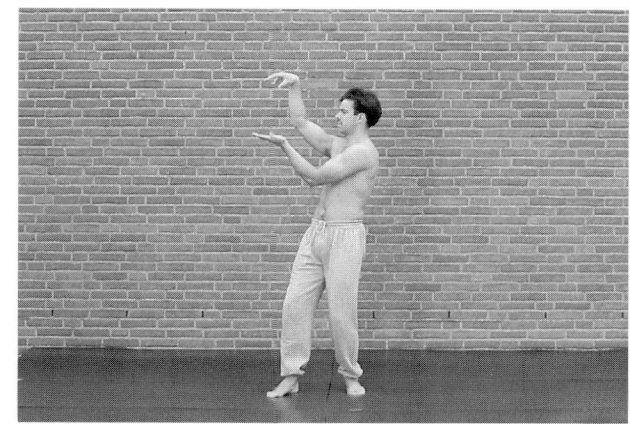

Handwurzel durchdrücken, Finger nach hinten zeigen lassen. Beide Arme werden seitlich nach unten gesenkt. Sobald der rechte Arm auf Schulterhöhe ist, wird die Handfläche parallel zur linken Handfläche gehalten.
Die Knie beugen sich wieder.

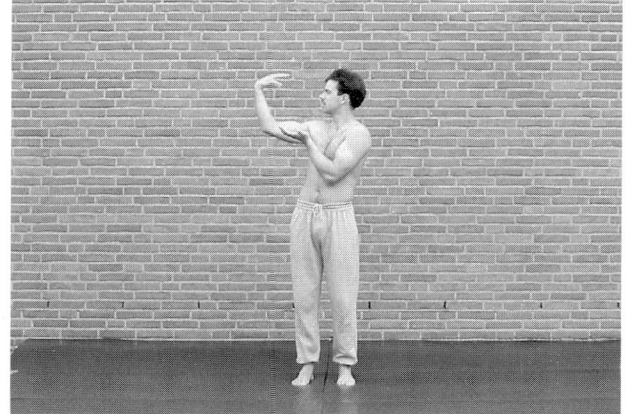

Übergang

Die linke Hand wird langsam zur linken Hüfte gezogen, die Handfläche zeigt nach oben. Der rechte Arm wird waagerecht schräg nach links gestreckt vor dem Körper gehalten, Handfläche zeigt nach vorn. Dabei wird der Oberkörper etwas mitgedreht.

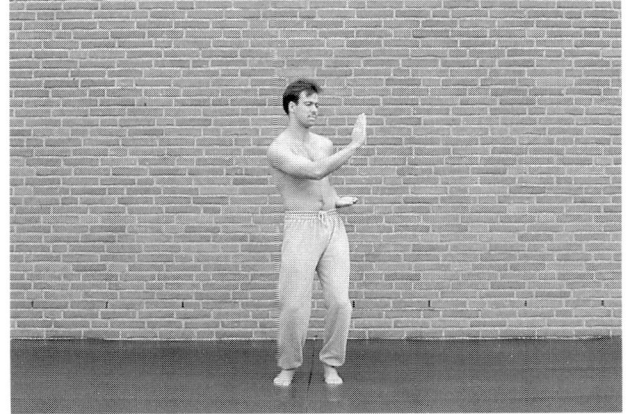

Mit der Handfläche schieben

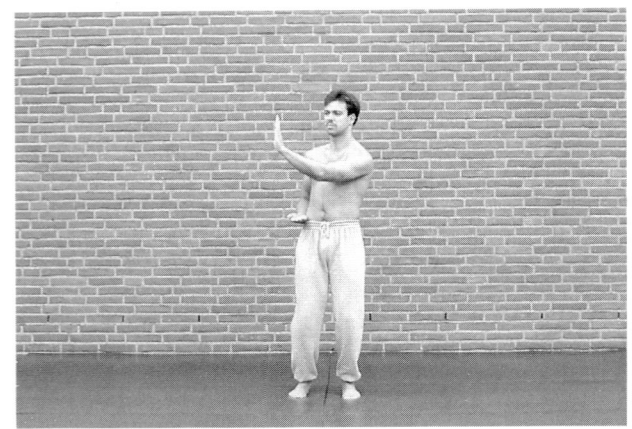

Einatmen und leicht in die Knie gehen. Die rechte Hand wird nun langsam bis zur rechten Hüfte zurückgezogen, die rechte Schulter folgt. Gleichzeitig die linke Hand bis etwa in Brusthöhe heben und die Handkante nach vorn drücken.

Beim Ausatmen wird der linke Arm langsam schräg nach rechts vor dem Körper ausgestreckt. Die Handfläche zeigt dabei nach vorn. Die Knie bleiben gebeugt. Der Oberkörper wird etwas mit dem linken Arm mitgedreht. Die linke Handfläche wird jetzt nach oben gedreht.

Einatmen und den linken Arm langsam nach hinten bis zur linken Hüfte ziehen, die Schulter wird mitgezogen. Gleichzeitig wird die rechte Hand von der Hüfte in Brusthöhe angehoben, mit der Handkante nach vorn. Ausatmen und den rechten Arm nach vorn durchdrücken. Handfläche zeigt nach vorn. Die Schulter wird etwas mitgedreht.

Übergang

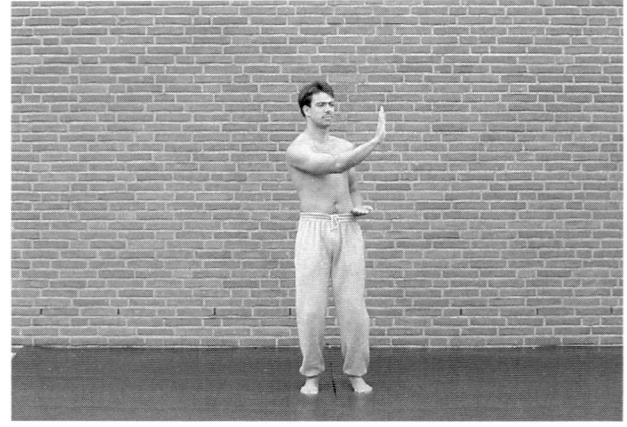

Der rechte Arm befindet sich gestreckt vor dem Körper, die linke Hand liegt an der linken Hüfte. Die Handflächen zeigen nach oben, die Knie sind gebeugt.

Wolkenhand

Der rechte Arm wird beim Einatmen etwas angezogen, die Hand mit dem Handrücken zur rechten
Seite in Augenhöhe gehoben. Die linke Hand,
noch in Hüfthöhe, zeigt mit der Handfläche nach
rechts. Der Oberkörper dreht sich zur rechten
Seite, während beide Hände nach rechts drücken.
Der Blick liegt auf der oberen (rechten) Hand.

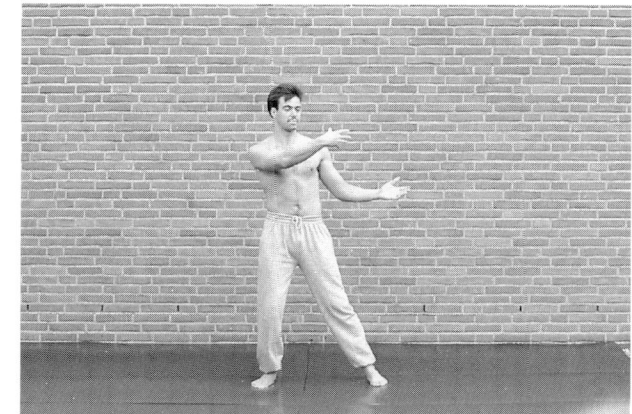

Beim Ausatmen wird die linke Hand bis in Augenhöhe gehoben, der Handrücken zeigt nach links.
Die rechte Hand senkt sich bis in Hüfthöhe, die
Handfläche wird, nach vorn weisend, durchgedrückt. Jetzt wird der Oberkörper zur linken Seite
gedreht, der Blick folgt der linken, oberen Hand.
Während dieser Übung bleiben die Knie gebeugt,
die Füße stehen parallel hüftbreit auseinander.

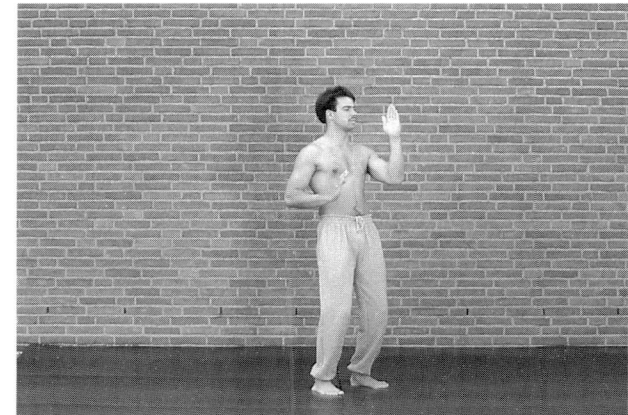

Übergang

Das linke Bein nach vorn in der Bogenstellung absetzen. Beide Arme vor dem Körper zusammen-
führen, bis sich die Hände überkreuzen. Der
Oberkörper beugt sich dabei leicht nach vorn.

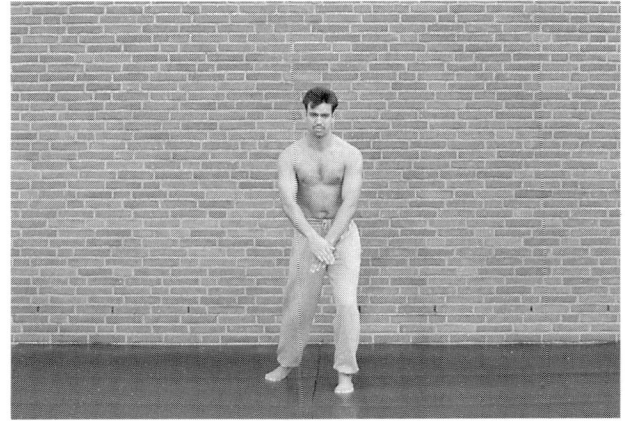

31

Das Wasser des Meeres zum Mond schöpfen

Nun werden beim Einatmen die überkreuzten Hände mit den Handflächen voran am Körper hinauf bis über den Kopf gehoben. Das rechte Bein wird stärker gebeugt, das linke wird gestreckt, aber der Oberkörper nach hinten verlagert.

Die Handflächen drehen sich zum Himmel, einatmen und die Arme von oben, mit sich nach außen drehenden Handflächen, seitlich nach unten führen. Gleichzeitig wird das rechte Bein gestreckt und das linke zur Bogenstellung gebeugt. Die Hände werden bis vor den Körper gebracht, wo sie sich wieder kreuzen. Die Handflächen zeigen zum Körper, als wolle man die Luft an sich pressen.

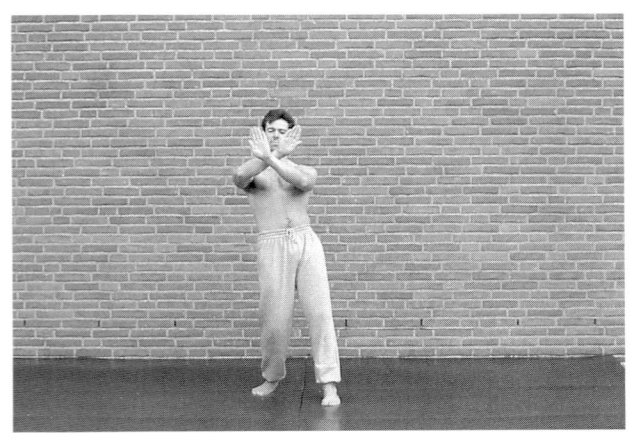

Übergang

Nun die Arme mit den Handflächen nach unten vor den Körper nach vorn strecken.

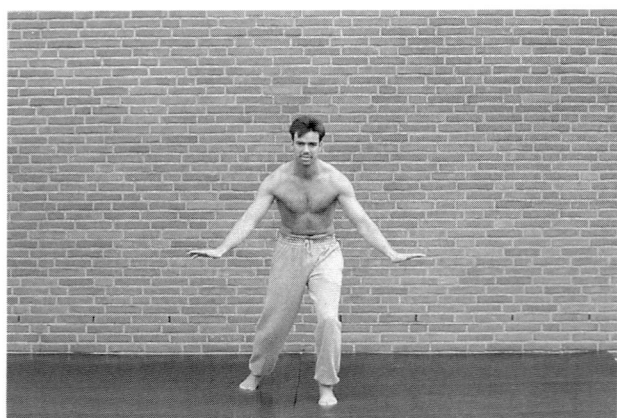

Wellenschieben

Beim Ausatmen werden die Arme erst gesenkt, dann bis in Ohrhöhe in einer Wellenbewegung zum Körper gezogen. Die Hände hängen locker, die Fingerspitzen zeigen nach unten. Dabei wird das linke Bein durchgestreckt, die Zehen werden angehoben. Die Ferse bleibt auf dem Boden. Das rechte Bein wird etwas gebeugt, der Oberkörper leicht nach hinten gelegt.

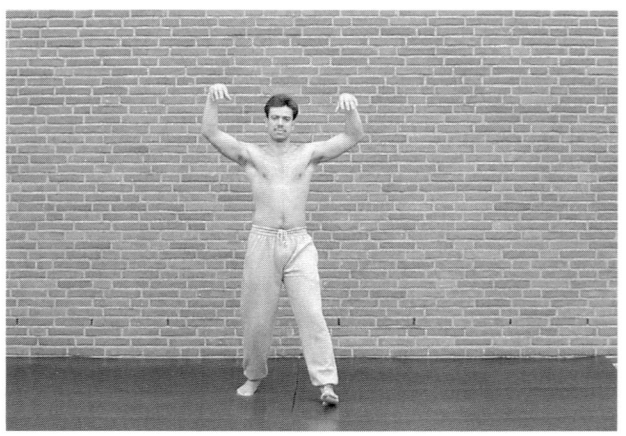

Die Hände werden mit dem Ausatmen seitlich neben dem Körper nach unten gedrückt, bis die Arme gestreckt sind. Dabei werden die Finger gespreizt, die Handflächen zeigen nach unten.

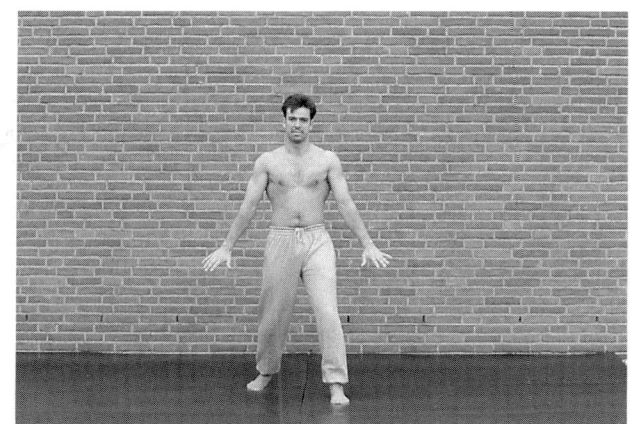

Nun rollt die Welle wieder zurück. Die Finger legen sich aneinander, und die Spitzen zeigen nach vorn. Die Arme werden wieder seitlich am Körper angehoben und ab Schulterhöhe nach vorn gestreckt. Jetzt hängen die Hände wieder locker, die Finger zeigen nach unten. Gleichzeitig wird das rechte Bein gestreckt, die Ferse leicht angehoben, das linke Bein zur Bogenstellung gebeugt. Der Oberkörper legt sich wieder leicht nach vorn. Nun beginnt die Übung durch Aufrichten der Fingerspitzen von neuem.

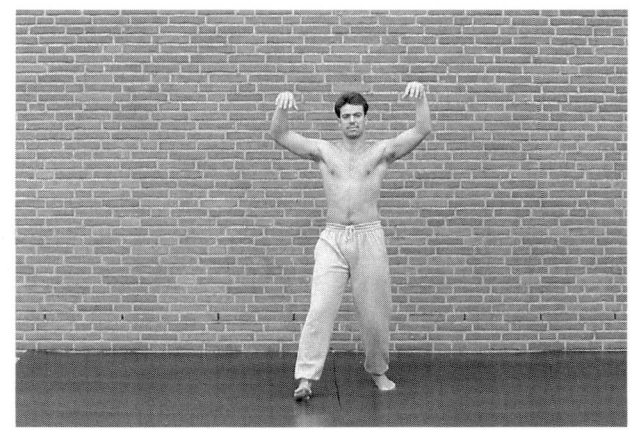

Übergang

Nachdem die Arme gestreckt sind, werden sie so gedreht, daß die Handrücken nach außen zeigen und die Fingerspitzen zueinander.

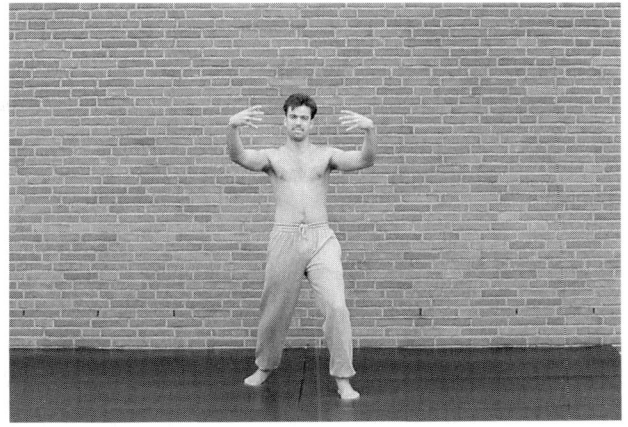

Die Flügel öffnen

Einatmen und die Arme bis auf eine Ebene mit den Schultern auseinanderführen. Das linke Bein wird gestreckt, die Ferse bleibt auf dem Boden, die Zehen anheben. Das rechte Bein wird leicht im Knie gebeugt.

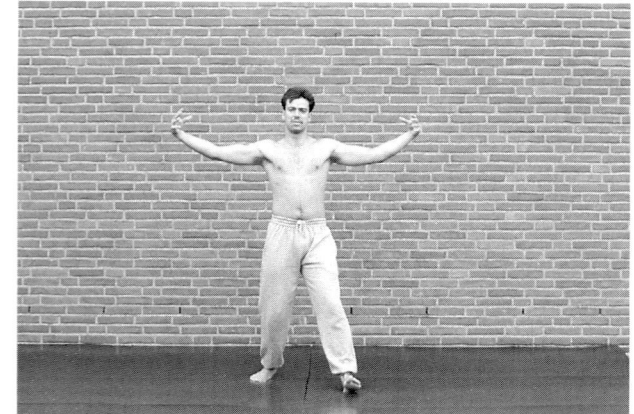

Beim Ausatmen werden die Hände nach hinten durchgedrückt und mit den Handflächen nach vorn in einer kreisförmigen Bewegung bis auf Schulterbreite vor dem Körper zusammengeführt. Gleichzeitig linkes Bein beugen, Fuß ganz aufsetzen, rechtes Bein strecken und Ferse anheben. Der Oberkörper bleibt gerade.

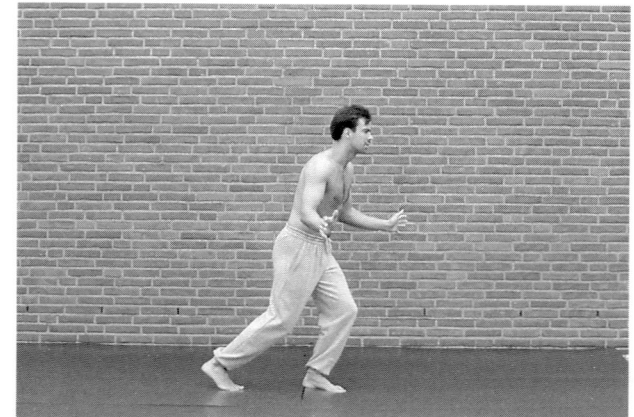

Übergang

Das vordere Bein zurückziehen. Beide Füße stehen wieder parallel schulterbreit auseinander. Die Knie sind gebeugt. Einatmen und die Arme mit geballten Fäusten zu den Hüften zurückziehen. Die Handrücken zeigen nach unten.

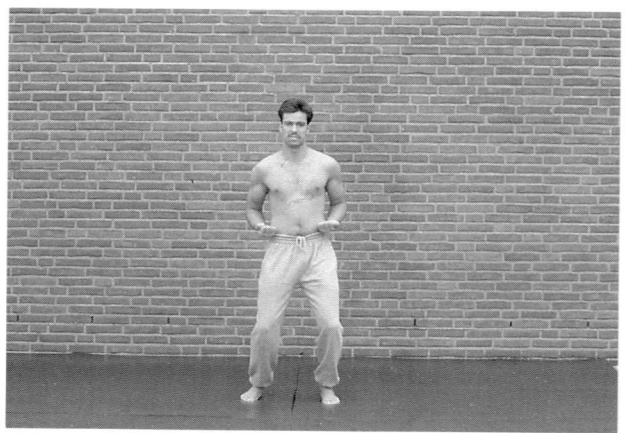

Fauststoß

Beim Ausatmen wird die linke Faust bis in Ohrhöhe gehoben. Dort dreht sich die Faust mit dem Handrücken nach oben, wird nach vorn gestoßen, bis der Arm gestreckt ist, und wieder mit dem Handrücken nach unten gedreht.

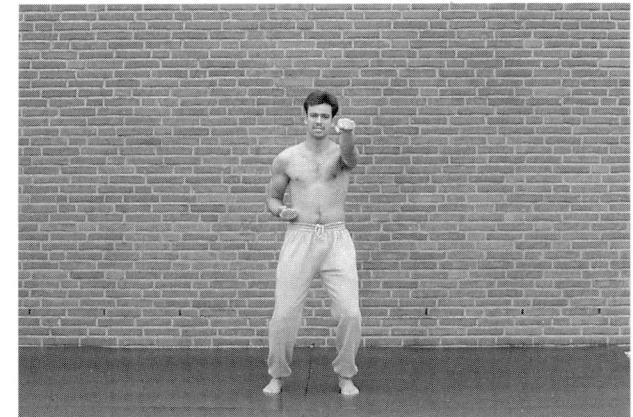

Einatmen und die linke Faust zur Hüfte zurückziehen, während die rechte Faust von der Hüfte bis in Ohrhöhe gehoben wird.

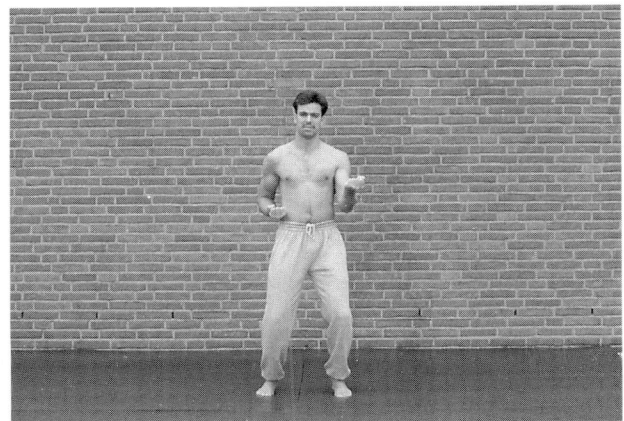

Jetzt wird beim Ausatmen entgegengesetzt gestoßen. Die rechte Faust wird mit dem Handrücken nach oben gedreht, nach vorn geschoben und mit dem Handrücken nach unten gedreht.

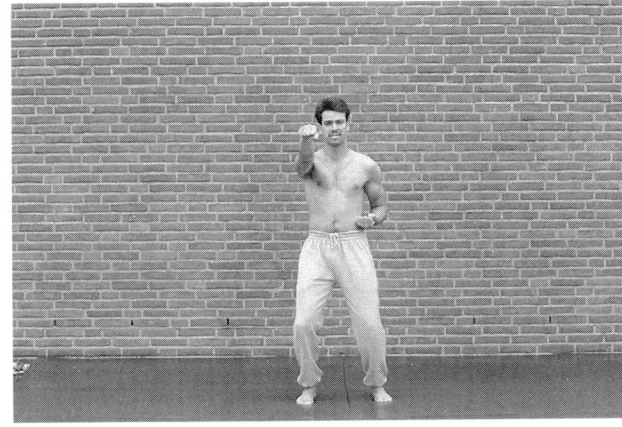

Rechte Hand wieder an die Hüfte ziehen. Beine bleiben gebeugt. Beide Arme hängen lassen.

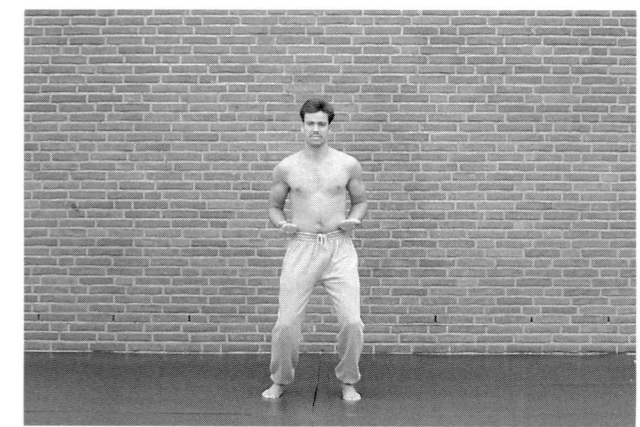

Fliegend schweben

Einatmen und die Arme seitlich nach oben heben, dabei Handrücken nach vorn, Fingerspitzen nach unten. Gleichzeitig strecken sich die Beine, bis die Fersen ganz erhoben sind und nur noch die Zehen aufstehen.

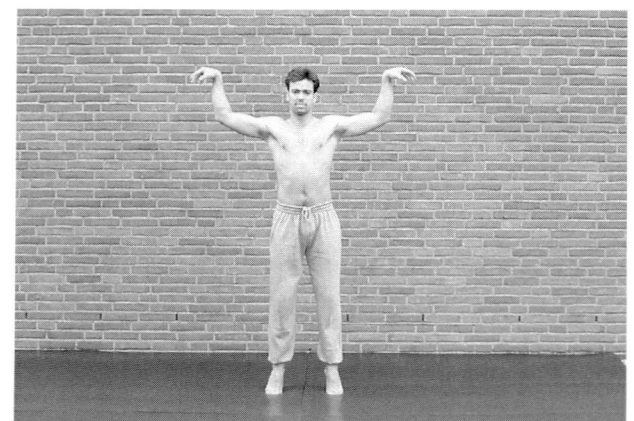

Zwischen Ein- und Ausatmen die Arme etwas aufeinander zu bewegen und beim Ausatmen die Arme seitlich nach unten führen, bis in Kniehöhe und schulterbreit auseinander. Die Handgelenke sind dabei durchgedrückt, die Fingerspitzen zeigen nach oben.

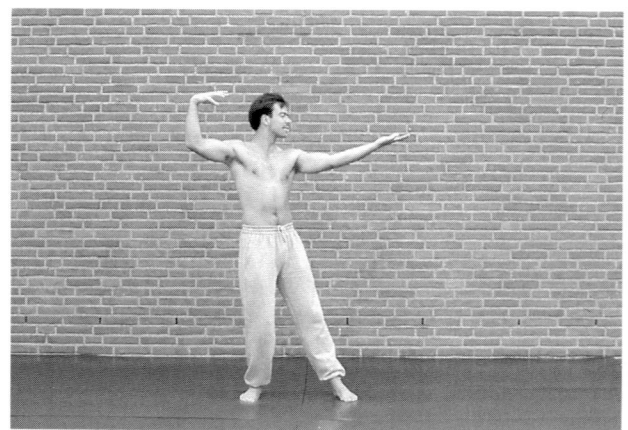

Dann die Hände drehen, daß die Fingerspitzen zueinander zeigen. Die Füße werden wieder fest aufgestellt und die Beine in den Knien gebeugt.

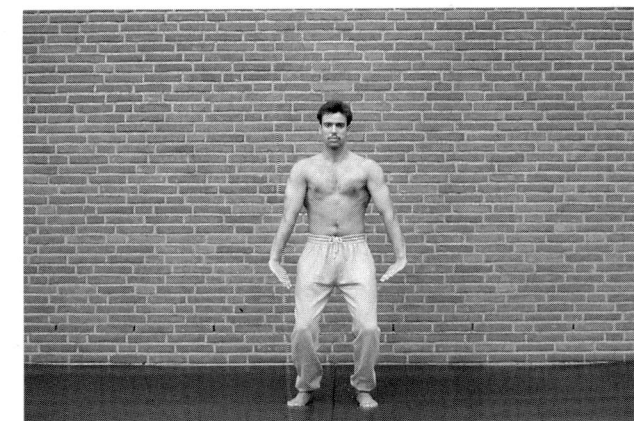

Das Rad drehen

Oberkörper gerade, einatmen, Beine strecken und mit der rechten Hand voran, Handflächen zeigen nach vorn, von links nach rechts einen Kreis vor dem Körper beschreiben. Die Arme sind dabei gestreckt und dicht beieinander.
Sie bewegen sich bis über den Kopf. Ausatmen und von oben zur rechten Seite hin in fortlaufender Kreisbewegung die Arme nach unten weiterführen bis vor den Körper. Dabei wieder in die Knie gehen. Die Handflächen zeigen wieder nach vorn.
Diese Übung dreimal rechtsherum und dreimal linksherum ausführen.

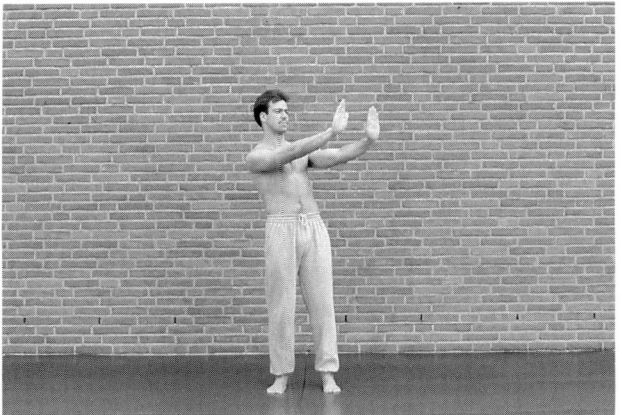

Den Ball tippen

Einatmen und den rechten Arm von unten zur linken Seite bis in Augenhöhe heben, dabei Handrücken nach vorn. Gleichzeitig das linke Knie anheben. Die rechte Ferse hebt sich vom Boden, nur die Zehen stehen noch auf. Der linke Arm hängt seitlich am Körper herunter. Das rechte Handgelenk durchdrücken, mit den Fingerspitzen nach oben.

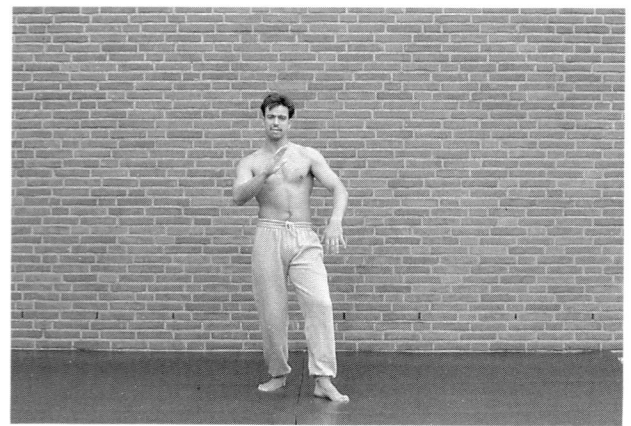

Zweimal die Hand wie beim Tippen eines Balles auf und ab bewegen. Ausatmen, den rechten Arm wieder zur rechten Seite nach unten führen und gestreckt hängen lassen. Den rechten Fuß absetzen. Jetzt den linken Arm von unten zur rechten Seite bis in Augenhöhe heben, gleichzeitig mit dem Anheben des rechten Knies. Die linke Ferse hebt vom Boden ab. Das linke Handgelenk wird durchgedrückt, mit den Fingerspitzen nach oben, nun mit dieser Hand zweimal die Tippbewegung ausführen.

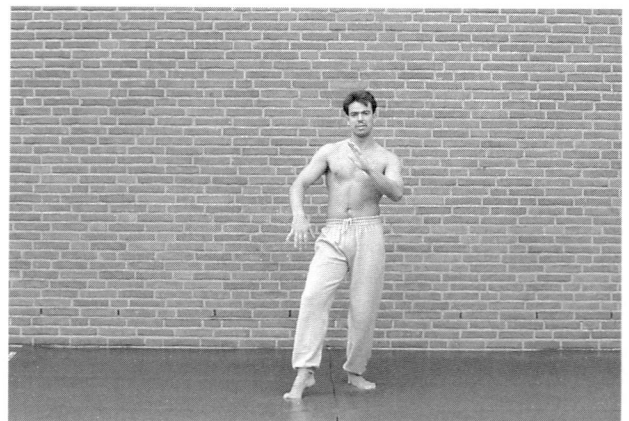

Übergang

So hinstellen, daß die Beine gestreckt schulterbreit auseinander stehen, die Füße parallel zueinander. Die Arme nach vorn strecken, mit geöffneten Handflächen nach unten.

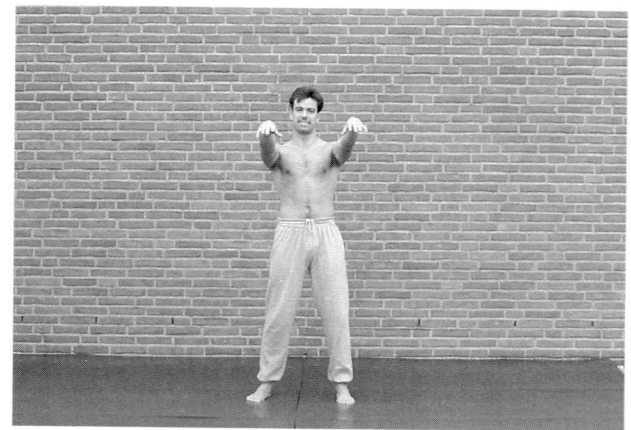

Nun die Arme drehen, so daß die Handflächen oben liegen und die Finger zueinander zeigen.

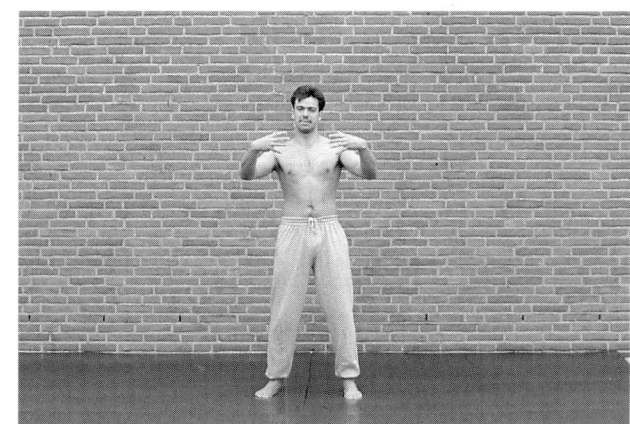

Die Atmung beruhigen

Einatmen und die Arme leicht anziehen, bis die Hände auf Brusthöhe sind. Dabei drehen sich die Hände mit den Flächen nach unten, die Fingerspitzen der rechten Hand berühren fast die Spitzen der linken Hand.

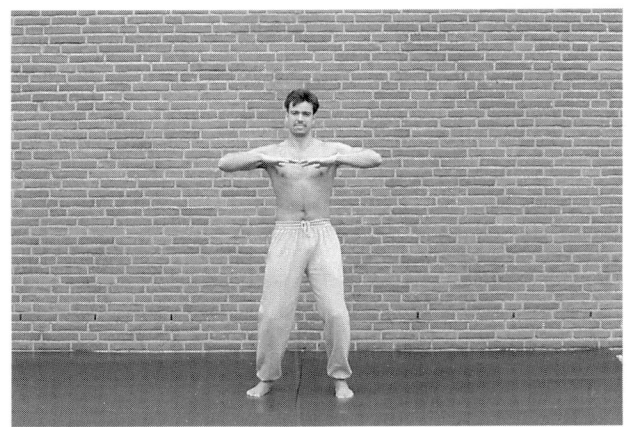

Ausatmen und die Arme vor dem Körper nach unten strecken. Dann etwas Schwung mit den Händen holen, indem sie von außen wie zwei Schaufeln zueinander geführt werden. Die Handflächen zeigen dabei nach oben, und die Finger sind aufeinander gerichtet. Einatmen.

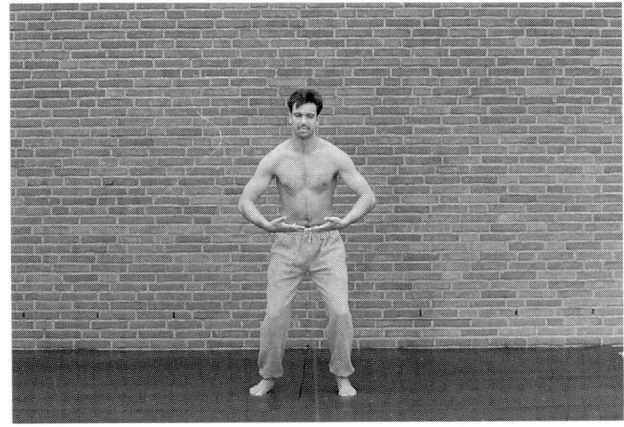

Nach diesen 18 Übungen die Hände aneinander reiben, bis sie warm sind. Dann über das Gesicht und den Kopf von vorn nach hinten streichen.

Die Wirbelsäule
脊柱

Nackenschmerzen, Verspannungen im Schulter-Nacken-Bereich, Kopfschmerzen, Rückenschmerzen. Die Leiden der Wirbelsäule. Wer kennt sie nicht? So wenige, daß man schon von einer Volkskrankheit reden kann.

Nach einem arbeitsreichen Tag oder einer unruhigen Nacht hat fast jeder damit schon seine Erfahrungen gemacht. Viele leiden heute darunter, nehmen es aber als gegeben und fast schon normal hin. Nackenschmerzen, die häufig auch in die Schultern und Arme ausstrahlen, werden als „Halswirbelsäulen-Syndrom" bezeichnet (Syndrom = krankhaft veränderter Zustand). Also eine krankhaft veränderte Halswirbelsäule (HWS).

Rückenschmerzen können die verschiedensten Ursachen haben. Bei einer krankhaft veränderten Brustwirbelsäule oder der Lendenwirbelsäule spricht man dementsprechend vom BWS- bzw. LWS-Syndrom.

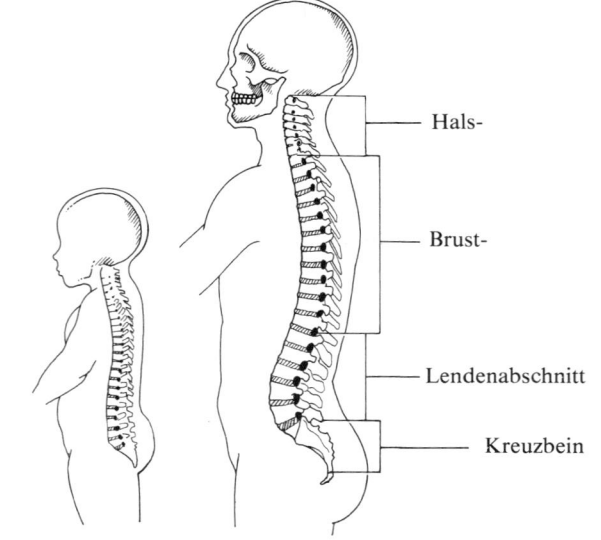

Hals-

Brust-

Lendenabschnitt

Kreuzbein

Die Abschnitte der Wirbelsäule

Aufbau der Wirbelsäule

Um das folgende besser zu verstehen, sollten Sie sich einmal die schematische Darstellung der Wirbelsäule anschauen, damit Sie erkennen, wie sie eigentlich aufgebaut ist und was so alles an ihr „dranhängt".

Die oberen 24 Wirbel, 7 Hals-, 12 Brust- und 5 Lendenwirbel, bleiben beim gesunden Menschen lebenslang beweglich. Daran schließen 5 Kreuzbein- und 4–5 Steißbeinwirbel an, jeweils zu einem einheitlichen Knochen verschmolzen, dem Kreuzbein und dem Steißbein, als Überbleibsel unserer Primaten-Vorfahren.

Form und Funktion der einzelnen Wirbel sind unterschiedlich. Sie bestehen im Prinzip aus einem

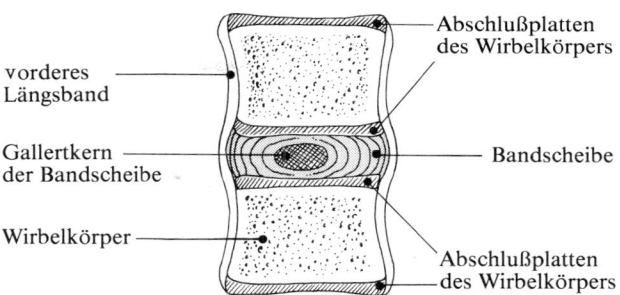

Die Bandscheibe verbindet die Wirbel und puffert Stöße ab

Wirbelkörper und einem Wirbelbogen, die gemeinsam das Wirbelloch begrenzen, sowie aus mehreren Knochenfortsätzen. Diese Dornfortsätze sind von außen als Rückgrat sichtbar, die Gelenkfortsätze stellen die Verbindung zu den Nachbarwirbeln her.

Jeder Wirbel hat einen Dornfortsatz, zwei Querfortsätze, zwei obere und zwei untere Gelenkfortsätze.

Man könnte die Wirbel mit komplizierten Zahnrädern vergleichen, da sie so aufgebaut sind, daß sie ineinandergreifen und sich miteinander gelenkig bewegen können.

Die Bandscheiben, das sind knorpelige Zwischenplatten, verbinden die einzelnen Wirbelkörper und dienen als Puffer. Daher bestehen sie aus elastischem Gewebe, einem äußeren, sehr derben bindegewebeartigen Ring und einem weichen, gallertartigen Kern. Bückt man sich nach vorn, so werden die Bandscheiben vorn, zum Brustraum

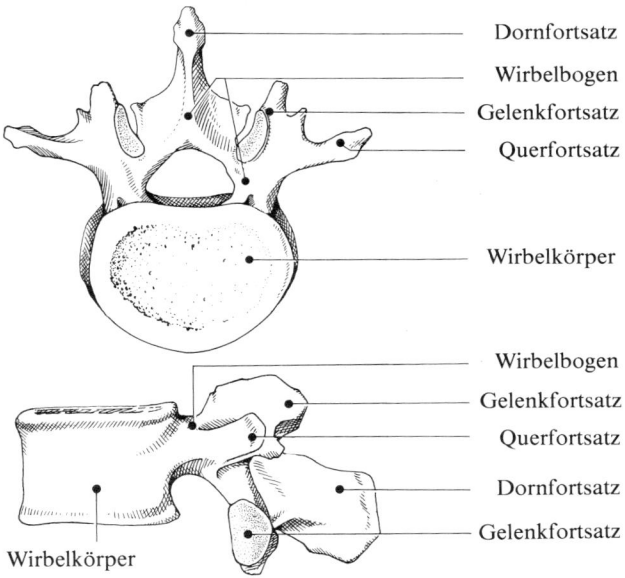

Aufbau eines Wirbelkörpers

41

hin, zusammengedrückt. Hinten dagegen gehen sie in die Höhe wie ein Blasebalg, der sich wieder mit Luft vollpumpt. Sie können so anpassungsfähig sein, weil sie einen so hohen Innendruck haben, daß sie zwei Wirbel wie eine Feder auseinanderdrücken könnten. Doch dies verhindern die stabilisierend auf die Wirbelsäule wirkenden zahlreichen straffen und elastischen Bänder sowie kleine und große Muskeln. Sie sorgen dafür, daß die einzelnen Wirbellöcher sich nicht gegeneinander verschieben.

Die Muskeln halten das Gleichgewicht

骨 胳 肌

Als der frühzeitliche Mensch sich von allen vieren aufrichtete, begann eigentlich das ganze Dilemma. Dadurch hat die Wirbelsäule zwei Unterstützungspunkte verloren und muß nun in der Senkrechten ausbalanciert werden. Man stelle sich dazu mal einen Stab vor, der aus vielen Einzelteilen besteht und in sich beweglich ist. Ohne Abstützung ist es nicht möglich, ihn gerade zu halten. Diese Aufgabe übernehmen nun die Muskeln. Damit sie ihrer Aufgabe gerecht werden können, müssen sie aufgebaut, gestärkt und geschmeidig gehalten werden, denn sie müssen gleichzeitig vor Überbeanspruchung bewahrt werden.

Rechts und links neben der Wirbelsäule, vom Becken bis zum Kopf, verlaufen zwei kräftige Muskelzüge, die Rückenmuskeln. Diese sind durch längere und kürzere Muskelfasern so aufgebaut, daß sie bei den Bewegungen mitarbeiten und die einzelnen beweglichen Abschnitte der Wirbelsäule miteinander verstreben. Zusätzlich befinden sich noch flache Muskeln auf dem Rücken, die quer verlaufen und einen Zug von der Wirbelsäule zum Schultergürtel ausüben. Sie stabilisieren dadurch die Wirbelsäule beim Heben von Lasten. Den freien Raum zwischen Brustkorb und Becken, vorn und seitlich am Rumpf, füllen die Bauchmuskeln aus. Sie sind stark miteinander verzahnt und bestimmen, zusammen mit der Rückenmuskulatur, die Haltung des Oberkörpers und wirken bei der Bewegung der Wirbelsäule mit. Außerdem stützen sie die Eingeweide, geben bei der Atmung nach (siehe Bauchatmung) und ermöglichen das Aufrichten des Körpers aus liegender Stellung.

Wenn es bei den gymnastischen Übungen heißt: „Becken aufrollen, um die Wirbelsäule zu entlasten", so sind dafür die Hüftmuskeln zuständig. Sie sorgen für die Balance des Beckens über den Beinen. Das Becken selbst wird nach unten hin durch die Beckenbodenmuskulatur abgeschlossen.

Wir erkennen also, daß unsere aufrechte Stellung und Haltung erst in enger Verbindung der knöchernen Wirbelsäule und ihrer besonderen Krümmung mit der Muskulatur ermöglicht wird.

Schmerzen und deren Ursachen

Bei stärkerer Belastung, vor allen Dingen nach ungewohnten Belastungen, entsteht der sogenannte Muskelkater. Der kommt daher, daß sich die aufgespaltene Milchsäure zu Kristallen verfestigt, die dann die Schmerzen verursachen. Anders bei Muskelkrämpfen. Dabei zieht sich ein Muskel plötzlich und unwillkürlich zusammen. Er ist verhärtet und schmerzt. Meistens tritt dies bei längerer Überlastung auf oder bei ungenügender Vordehnung und Erwärmung vor größeren Anstrengungen. Ein Lockern und Lösen des Krampfes kann dadurch erreicht werden, daß einmal kurz und kräftig der betroffene Muskel gedrückt und dann leicht mit den Fingerspitzen dagegengeklopft wird.

Störungen und Erkrankungen im Zusammenspiel der einzelnen Muskelgruppen führen zu einer Verschlechterung und Veränderung der Haltung. Eine Fehlbelastung der Wirbelsäule ist immer als Folge davon zu sehen. Eine zu schlaffe Muskulatur führt zu einer Veränderung im Zusammenwirken der Muskeln mit der Wirbelsäule und bietet ihr dadurch zuwenig Halt. Aber auch eine Muskulatur, die zu hart, zu gespannt und zu unnachgiebig ist, kann beträchtliche Funktionsstörungen hervorrufen. Daher ist es eben äußerst wichtig, die Muskulatur zu entspannen, sie geschmeidig und nachgiebig zu machen und im Endeffekt damit zu stärken. Denn stark sein heißt nicht hart und starr.
An der Wirbelsäule hängt alles in allem das gesamte Körpergewicht. Sie ist im wahrsten Sinne des Wortes die Stütze des Körpers. Sie trägt den Kopf, sie stützt die Schultern und den Beckengürtel. Der Brustkorb, gebildet aus dem Brustbein

mit den Rippen, ist durch diese mit der Wirbelsäule verbunden. Sie ermöglicht es, verschiedene Haltungen einzunehmen und jede Art von Bewegung auszuführen.

Aber wehe, wenn es zu einer Einschränkung der Wirbelsäulenfunktion kommt. Dafür gibt es Dutzende von Möglichkeiten. Manche sind harmlos und vorübergehend. Man sollte sie jedoch nicht zu leicht abtun. Jeder Schmerz, jede Verspannung ist ein Warnsignal, das sagt: Irgend etwas ist nicht in Ordnung.

Ständige, chronische Schmerzen, gleich in welchem Teil der Wirbelsäule, machen den Gang zum Arzt erforderlich. Denn nur er kann feststellen, ob nicht vielleicht eine Erkrankung der Nieren, der Gallenblase, des Zwölffingerdarms oder des Unterleibs vorliegt – oder ob es eine krankhafte Veränderung der Wirbelsäule ist. Diese Veränderung kann durch zuviel und zu harten Sport oder falsch ausgeführte Übungen ebenso eingetreten sein wie durch harte, einseitige Arbeit, falsches Heben und Tragen, falsches Stehen und Bücken oder Verrenkungen. Also durch selbst hervorgerufene mechanische Einwirkungen, die durch richtiges Verhalten vielleicht wieder behoben werden können.

Viele Veränderungen sind anatomisch bedingt. Die meisten Menschen haben ungleich lange Beine. Manchmal nur ein paar Millimeter, manchmal beträgt die Differenz aber auch mehr als einen Zentimeter. Dadurch ist ein Beckenschiefstand entstanden, das Becken ist auf einer Seite angehoben, dafür hängt es auf der anderen Seite. Eigentlich müßte man das Gefühl haben, mit einem Bein auf dem Bürgersteig und mit dem anderen im Rinnstein zu gehen. Folge davon sind häufig: Wirbeldrehung, Muskelzerrungen, eingeklemmter Ischiasnerv, Hexenschuß (Lumbago), Bandscheibenvorfall. Bandscheibenvorfall heißt: Der gallertartige Kern durchbricht den straffen Faserring an einer Stelle (Vorfall). So geraten die aus dem Wirbelkanal austretenden Nervenwurzeln unter Druck. Die Folge davon sind Schmerzen, die in verschiedene Behinderungen ausarten können.

Beim Ischias (Hüftweh) schmerzt der untere Teil des Rückens bis in das Gesäß und die Oberschenkel; beim Hexenschuß strahlt der Schmerz sogar bis in den großen Zeh hinein. Der Betroffene kann sich nicht mehr bewegen. Muß er niesen oder husten, kommt es ihm vor, als wäre er an eine Starkstromleitung angeschlossen. Hält die Einklemmung der Nerven länger an, drohen Lähmungen, sogar der Blase und des Mastdarms. Geraten andere Rückennerven unter Druck, so breiten sich die Schmerzen und Funktionsausfälle in deren Gebiet aus.

Beim Nackenschmerz sitzt die Schwachstelle zwischen dem vierten und fünften Halswirbel, denn hier treten besonders viele Nervenfasern aus der Wirbelsäule heraus. Druck auf die Nerven kann hier zu Hinterhauptkopfschmerzen, ausstrahlenden Schmerzen in Schultern und Armen und auch zu Herzbeschwerden führen. Ringförmige Schmerzen parallel zu den Rippenbögen sind ein charakteristisches Zeichen der Nervenschädigung im Bereich der Brustwirbelsäule.

Tun Sie selbst etwas gegen die Schmerzen!

Vor fast zweieinhalbtausend Jahren hat Hippokrates, Vater aller Ärzte, empfohlen, die Lendenlahmen mit einem Strick an den Beinen, mit dem Kopf nach unten, aufzuhängen und dabei über eine Rolle zu ziehen. Das hört sich nach Foltermethoden an. Aber vielen wurde damit geholfen.

Heute gehen Physiotherapeuten nach einem ähnlichen Prinzip vor, mit der „inversen vertikalen Extension". Auf einem wegklappbaren Schrägbrett wird der Patient mit dem Kopf nach unten einige Minuten hängengelassen, so daß sich die Wirbelsäule streckt und die Bandscheiben an die richtige Stelle rutschen können. Doch diese Methode sowie das Einrenken der Wirbel sollte nur durch erfahrene Chiropraktiker und Physiotherapeuten erfolgen. Für eine vielleicht notwendig werdende Bandscheibenoperation konsultiert man ja auch den erfahrenen Operateur.

Jeder kann etwas tun, auch Sie, um eine geschädigte Wirbelsäule zu stabilisieren und damit Rückenschmerzen vermeiden beziehungsweise lindern.

Sie sollten
- sich viel bewegen, Sport treiben wie z. B. Schwimmen, Laufen (Cooper-Lauf), Radfahren oder Wirbelsäulengymnastik betreiben;
- immer den Rücken gerade und die Wirbelsäule entspannt halten;
- bei längerem Stehen leicht die Knie beugen;
- beim Bücken in die Hocke gehen und keine schweren Gegenstände aus dem Kreuz heraus heben, sondern die Lasten auf beide Arme verteilen und leicht am Körper halten;
- im Sitzen die Knie höher als die Hüften lagern und den Oberkörper abstützen;
- im Liegen die Beine öfter mal anziehen.

Gymnastik und Atmung

Hinweise zum Üben

Bevor Sie nun mit dem Üben beginnen, sollten Sie einige Hinweise beachten.

1. Atmen Sie für die Übungen so wie angegeben. Ansonsten versuchen Sie immer durch die Nase einzuatmen, denn die Härchen in der Nase wirken als Filter, der Schmutzteilchen aus der Luft aufhält. Außerdem wird die eingeatmete Luft erwärmt, und die Schleimhäute werden dadurch befeuchtet.

2. Übereilen Sie nichts, lassen Sie sich Zeit, und üben Sie in Ruhe. Erst wenn Sie die richtige Haltung eingenommen haben, beginnen Sie. Die richtige Haltung ist äußerst wichtig.

3. Haben Sie die richtige Haltung, versuchen Sie sich zu entspannen. Wie? Ganz einfach! Sie entspannen sich, indem Sie zunächst alle Muskeln nacheinander *anspannen*. Fangen Sie am Kopf an, mit Stirnrunzeln, Ohrenwackeln, Kopfhautspannen, Augenkneifen, Grimassenschneiden usw., über die ganzen Körpermuskeln bis hin zu den Zehen. Erst anspannen, dann wieder entspannen.

4. Springen Sie nach den Übungen nicht schnell auf, sondern lösen Sie langsam die Stellung. Nicht ruckartig bewegen.

5. Sollten die Übungen nicht sofort gelingen, probieren Sie in Ruhe weiter. Bringen Sie sich nicht selbst aus der Ruhe, indem Sie etwas erzwingen wollen. Niemand kann sofort alles. Nehmen Sie sich Zeit, denn wenn Sie unter Zeitdruck stehen, finden Sie keine Entspannung. Nicht mit Gewalt – mit Ruhe.

6. Hören Sie bitte sofort auf, wenn bei einer Übung Schmerzen auftreten sollten. Legen Sie sich auf den Rücken, Hände auf den Bauchnabel, und machen Sie die Entspannungsatmung. Versuchen Sie die abgebrochene Übung nach einer Zeitspanne (eine halbe Stunde) noch einmal. Schmerzen bedeuten nicht, daß die Übung für Sie ungeeignet wäre. Es fehlt Ihnen nur die Praxis.

7. Vor allen Dingen sollten Sie nicht direkt nach dem Essen üben; wenigstens zwei Stunden warten.

8. Sorgen Sie dafür, daß der Raum gut gelüftet wird. Frische Luft unterstützt die Atmung.

9. Achten Sie darauf, Ihr Gleichgewicht zu halten. Die chinesischen Weisen sagen: Wer sein körperliches Gleichgewicht halten kann, der hat auch sein seelisches Gleichgewicht. Und andersherum auch.

10. Versuchen Sie, sich ganz auf Ihre Übung und die Atmung zu konzentrieren. Die gedankliche Konzentration und das gedankliche Verfolgen der Übungen spielt eine ganz besondere Rolle.
Stellen Sie sich ganz intensiv vor, die Tätigkeit auszuführen, nach der die Übung benannt ist. Rufen Sie das Bild so genau und plastisch wie möglich in Ihr Bewußtsein!
Es mag uns Mitteleuropäern vielleicht etwas wie Spinnerei anmuten, aber werfen Sie Ihre Vorurteile über Bord, und Sie werden angenehm überrascht sein. Vermeiden Sie schlechte Gedanken oder das Grübeln über Probleme.

11. Stellen Sie sich aus allen Übungen Ihr spezielles Programm zusammen, aber vermeiden Sie Einseitigkeit. Variieren Sie von Zeit zu Zeit Ihre Übungen, das bringt Abwechslung.

12. Bereiten Sie sich auf andere Sportarten vor, indem Sie sich davor wenigstens eine halbe Stunde mit diesen Übungen aufwärmen und vordehnen. So vermeiden Sie Zerrungen, Überdehnungen und Muskelrisse.

Dieses Buch ist gleichermaßen für Gesunde wie für Menschen mit Beschwerden oder gar Krankheiten geschrieben worden. Das heißt, die Übungen dienen sowohl der allgemeinen Gesunderhaltung als auch der speziellen Vorbeugung gegen Erkrankungen. Mit ihnen können aber auch gezielt Beschwerden gelindert werden. Da sich viele Übungen auf mehrere Bereiche anwenden lassen, sind jedesmal die betreffenden Krankheiten angegeben. Auch werden bei diesen heilgymnastischen Übungen die entsprechend anzuwendenden Atemtechniken immer mit beschrieben oder, falls schon hinreichend bekannt, nur noch benannt.

Nicht nur der Einfachheit halber sind die Übungen nach den Wirbelsäulenabschnitten und Rumpfzonen gegliedert. Die meisten Erkrankungen gehen von der Wirbelsäule aus, können aber die verschiedensten Symptome und Auswirkungen haben. Die Wirbelsäule, ihre Gesundheit und Beweglichkeit ist für das Wohlbefinden von größter Wichtigkeit.

Alle Übungen, besonders die für Herz- und Kreislaufprobleme, sollten ständig und regelmäßig ausgeführt werden, da es keinen Sinn hat, sich damit nur alle paar Tage oder Wochen zu beschäftigen. Das tägliche Üben sollte bald so selbstverständlich sein wie Essen, Trinken und Schlafen. Denn Vorbeugen hilft. Und das, bevor Sie bereits irgendwo Schmerzen haben. Moderne und doch schon sehr alte Behandlungsmethoden – Massagen, Extension, Fangopackungen, Wärmebehandlungen, Wasseranwendungen usw. – können bei einigen Erkrankungen wie Rheuma nichts anderes erreichen als Lockern von Verspannungen und damit Befreiung von Schmerzen.

Das erreicht auch diese chinesische Heilgymnastik. Sie soll keine Behandlungsmethoden ersetzen, sondern sinnvoll ergänzen. Dazu hat sie den Vorteil, daß man sie jederzeit zu Hause, auch ohne fremde Hilfe und großen Aufwand, durchführen kann.

Grundübungen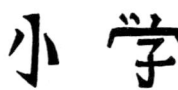

Wirbelsäule entspannen

Im Liegen: Auf dem Rücken liegend, werden die Beine leicht angezogen, die Füße stehen fest auf. Das Becken wird nun aufgerollt, indem das Steißbein nach vorn oben gedrückt wird. Es erfordert einige Übung, bis Sie den Trick heraus haben. Sie können sich dadurch helfen, daß Sie den Bauch leicht einziehen und die Pobacken zusammenkneifen. Die Schultern bleiben auf dem Boden.

Im Stehen: Mit leicht gebeugten Knien wird das Becken leicht aufgerollt, indem das Steißbein nach vorn oben gedrückt bzw. der Bauch eingezogen wird und dabei die Gesäßmuskeln zusammengepreßt werden. Zum Anfang darf man sich auch an einen Türpfosten lehnen, die Füße in einigem Abstand vom Pfosten entfernt, der Rücken angelehnt. Jetzt geht es fast von allein. Die Stellung ist richtig, wenn zwischen Rücken und Auflage keine Hand geschoben werden kann.

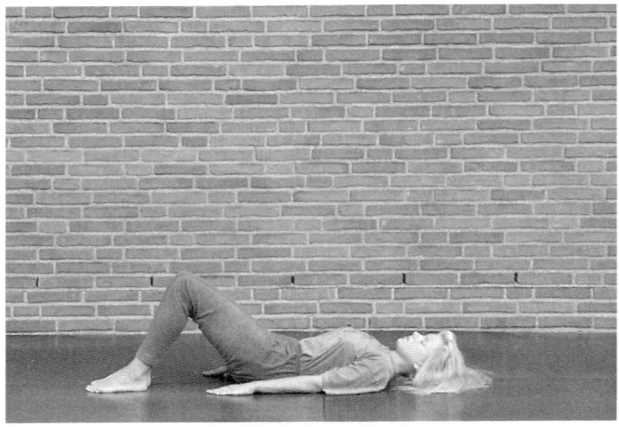

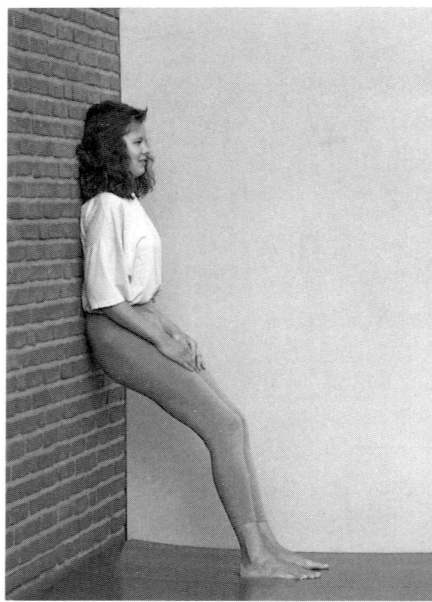

Aufrollen des Beckens, indem das Steißbein nach vorn und oben geschoben wird

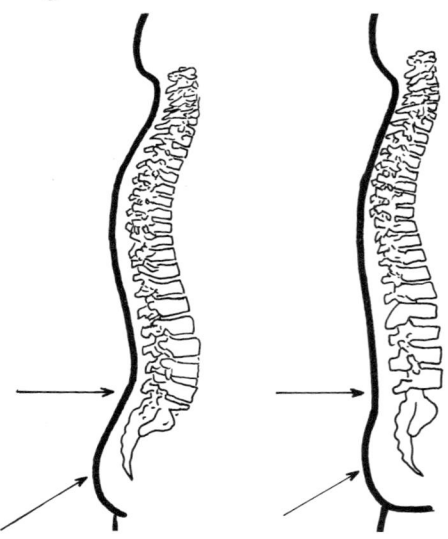

48

Einsteigen in das Auto

Mit dem Rücken zum geöffneten Einstieg hinstellen. Langsam in die Knie gehen, eine Hand liegt auf dem Türrahmen, die andere hält sich an der Seitenstrebe fest. Das Gesäß langsam auf den Sitz herunterlassen. Beine geschlossen halten. Nun die Knie anheben und Körper und Beine gemeinsam auf dem Po in den Wagen drehen.

Aussteigen aus dem Auto

Zum Aussteigen alles in umgekehrter Reihenfolge. Tür öffnen, auf dem Gesäß mit angehobenen Knien zur Türöffnung drehen. Füße draußen auf dem Boden absetzen. Das Aufstehen unterstützen durch Festhalten des Türrahmens und der Seitenstrebe. Hochziehen und aufstehen.
Mit einem bißchen Übung geht es bald schneller. Schonender auf jeden Fall.

Nun folgen, wie angekündigt, gegliedert nach den Wirbelsäulenabschnitten und den Rumpfzonen, Dehnungsübungen zur Lockerung und Entspannung, Übungen zur Kräftigung und Anregung (Stretching), zur Beseitigung von Haltungsschäden und Wiederherstellung der Mobilität und Revitalisierung.

Aufstehen

Schon beim morgendlichen Aufstehen kann die Wirbelsäule geschont werden. Wer nach dem Wachwerden sofort aus dem Bett springt, ist auf jeden Fall mit dem falschen Bein aufgestanden. Zuerst drehen Sie sich auf die Seite, die der Bettkante entspricht: also Bettkante rechts – auf die rechte Seite drehen in Rückenlage. Zur Bettkante rutschen und das rechte Bein aus dem Bett und auf den Boden setzen. Nun liegen Sie mit der rech-

ten Seite halb auf Rücken und Po. Auf dem rechten Arm abstützen und den Körper hochdrücken bis zum Sitzen. Beide Beine stehen nun auf dem Boden. Mit beiden Armen den Körper beim Aufstehen unterstützen durch Hochdrücken. Oder: In Rückenlage drehen. Beine an den Körper ziehen und anheben, bis die Knie vor der Brust sind. Dadurch wird die Wirbelsäule gerundet, und eventuelle Verrenkungen aus der Nacht werden beseitigt. Der Kopf kann mit der Stirn noch zu den Knien geführt werden, um auch die Halswirbelsäule zu runden und damit zu entspannen. Jetzt auf dem Rücken herumrutschen, bis Sie mit dem Gesäß an der Bettkante liegen. Dann mit beiden Händen die Knie umfassen und langsam in sitzende Position hochrollen. Beine absetzen, Füße auf den Boden stellen und aufstehen.
Wollen Sie Ihrem Kreuz noch mehr Gutes gönnen, machen Sie den Rücken rund, indem Sie Kopf, Arme, Schultern und Rumpf zwischen den Knien zum Boden drücken. Ausatmen und eine kleine Weile so verharren. Dann den Körper langsam hochnehmen, einatmen, Kinn bleibt noch auf der Brust. Aufstehen, Kopf in normale Position.

Heben einer Last

In die Kniebeuge gehen und die Last mit den Händen greifen, an den Körper heranziehen, Becken aufrollen und aus den Knien hochdrücken.

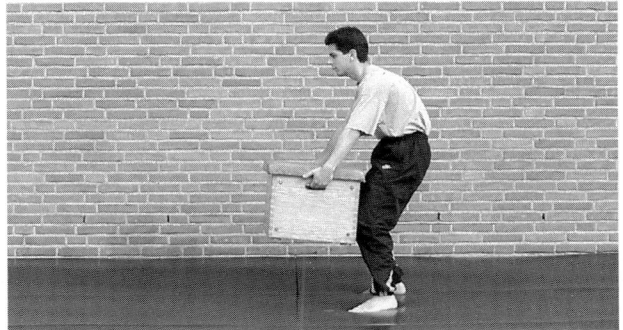

Nackenmuskulatur

脖 颈 儿

Arm-Curl Kräftigung

Im Schneidersitz auf harter Unterlage, nicht den Oberkörper nach vorn überhängen lassen, sondern ganz gerade halten. Vielleicht pendeln Sie am Anfang etwas mit dem Oberkörper hin und her, bis Sie das Gefühl haben, von Ihrem eigenen Gewicht nicht mehr viel zu spüren. Beide Arme waagerecht in Schulterhöhe seitwärts ausstrecken, Hände leicht zu Fäusten schließen. Ellbogen anwinkeln und Fäuste langsam zu den Schultern führen. Keine Kraft anwenden und nur, so weit es geht. Dann Fäuste öffnen, Finger spreizen, Arme wieder strecken.

◉ Atmung: Beim Heranziehen der Arme ausatmen, kräftig in einem langen Ausstoß. Beim Ausstrecken der Arme einatmen, langsam, gleichmäßig und in Ruhe atmen.
Sechs Wiederholungen dienen der Kräftigung der Nacken-, Schulter- und Armmuskulatur.

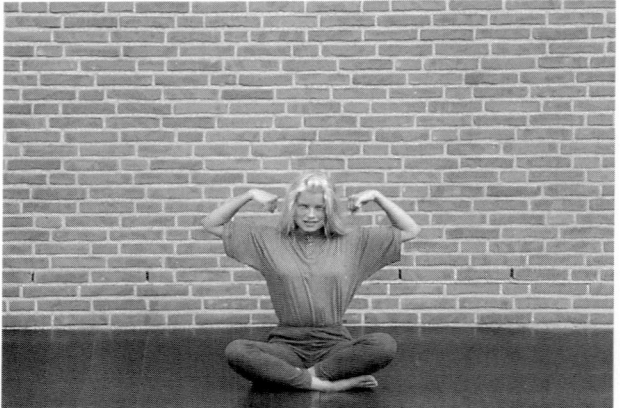

Den Kopf drehen   Lockerung

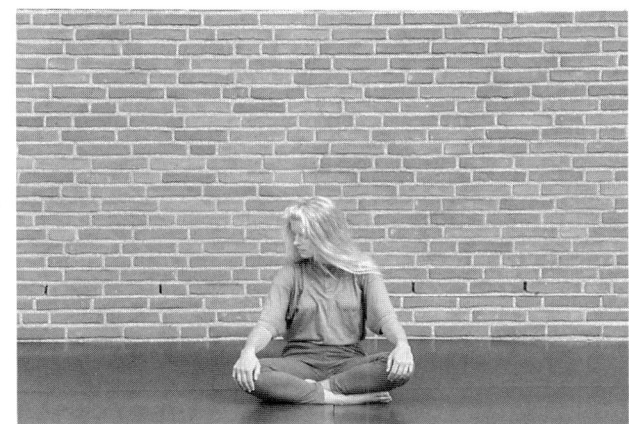

Schneidersitz; Arme leicht auf den Knien, Hände locker runterhängen lassen. Der Kopf hängt ebenfalls locker, Kinn auf der Brust. Langsam den Kopf nach links drehen und ausatmen, Kinn bleibt auf der Brust, bis Sie über die Schulter sehen können. Anschließend beim Einatmen den Kopf, Kinn weiterhin auf der Brust, nach rechts drehen. Ab der Mitte wird wieder ausgeatmet und der Kopf weiter nach rechts gedreht, bis Sie über die Schulter blicken können. Und wieder einatmen, Kopf zur Mitte drehen, beim Weiterdrehen nach links ausatmen. Drehung und Atmung in einem Rhythmus, gleichmäßig und in Ruhe.
Leichtes Knirschen im Nacken ist normal.
Die Übung sechsmal ausführen zur Lockerung im Nackenwirbelbereich.

Den Kopf senken   Entspannung

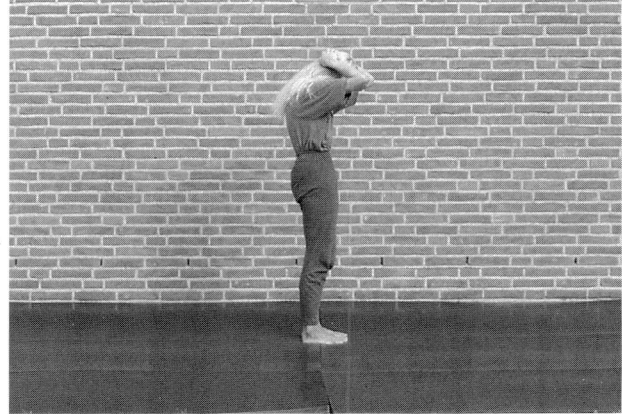

Stehen in leicht gegrätschter Stellung, Becken aufgerollt. Hände hinter dem Kopf gefaltet; das Kinn leicht zur Brust hinunterdrücken, keinen großen Druck im Nacken. Rücken gerade lassen. Beim Kopfsenken durch den Mund ausatmen; zum Einatmen durch die Nase den Kopf leicht wieder anheben.
Sechsmal zur Entspannung des Nacken-Schulter-Bereichs, hauptsächlich bei Verspannungen.

Die Stirn drücken Kräftigung

Stehen in leicht gegrätschter Stellung, Becken aufgerollt, Wirbelsäule entspannt. Gefaltete Hände liegen auf der Stirn. Beim Ausatmen durch den leicht geöffneten Mund die Stirn gegen die gefalteten Hände drücken und den Druck einen kleinen Moment ohne Luft halten. Zum Einatmen den Druck von der Stirn nehmen.
Sechsmal, jeweils 10 Sekunden, den Druck halten.

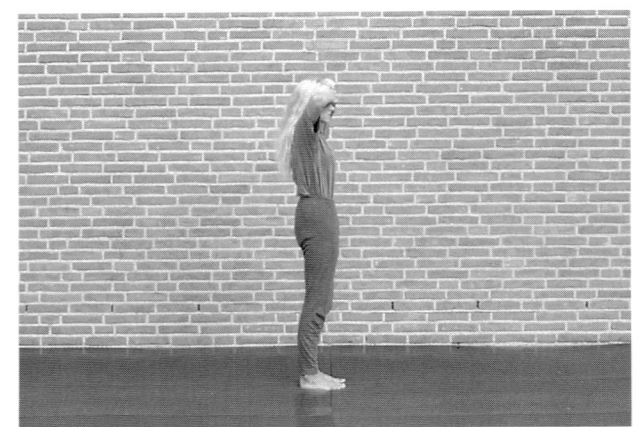

Den Hinterkopf stützen Kräftigung

Gleiche Stellung und gleiche Atmung wie vorher. Nur liegen jetzt die gefalteten Hände am Hinterkopf, nicht im Nacken. Hinterkopf gegen die gefalteten Hände drücken, ausatmen und halten. Zum Einatmen den Druck der Hände vom Kopf nehmen.
Sechsmal, jeweils 10 Sekunden, den Druck halten.

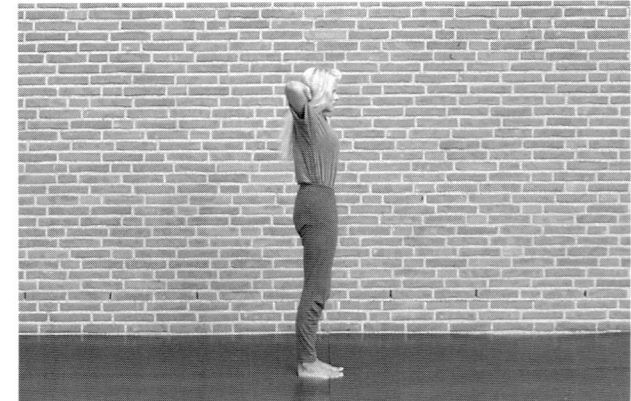

Das Kinn stützen Kräftigung

Gleiche Stellung. Das Kinn liegt in einer hohlen Hand. Durch die Nase ausatmen und Kinn in die Hand drücken, nicht den Kopf nach unten neigen. Druck halten ohne Atmung. Druck wegnehmen und einatmen durch die Nase.
Sechsmal, jeweils 10 Sekunden, den Druck halten.

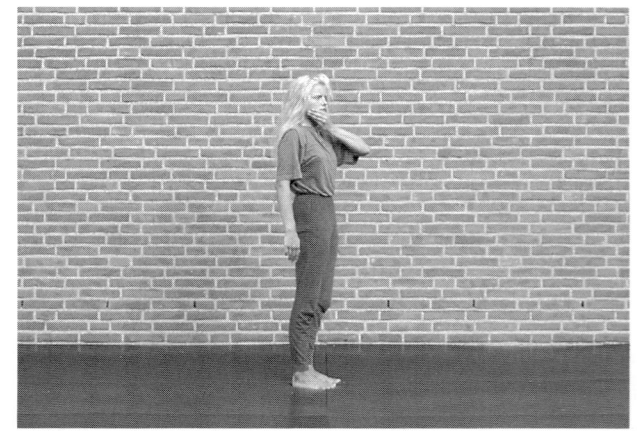

Die Schläfen drücken   Kräftigung

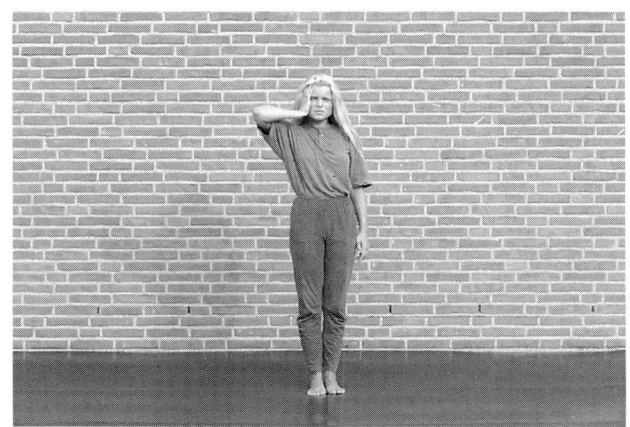

Gleiche Stellung. Die Hand liegt seitlich an der Schläfe. Kopf seitlich gegen die Hand drücken und ausatmen. Nicht den Kopf zur Seite neigen, nur drücken. Druck halten ohne Atmung. Druck wegnehmen und durch die Nase einatmen. Sechsmal, jeweils 10 Sekunden, den Druck halten.

⊙ Diese Übungen dienen der Kräftigung der Nackenmuskulatur, damit diese die Halswirbelsäule stützen und entlasten kann.

Den Kopf ziehen   Dehnung, Lockerung

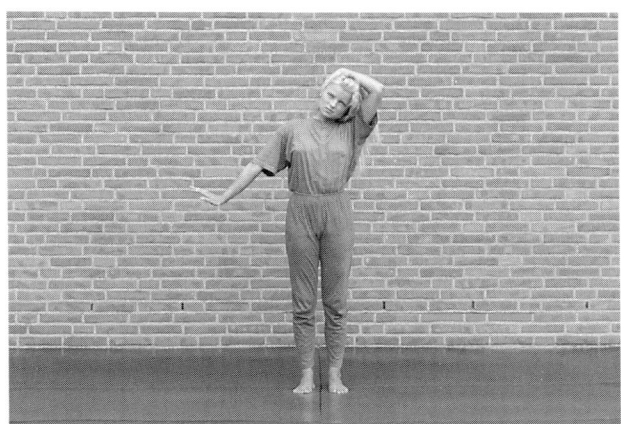

Gerade stehen, mit leicht gespreizten Beinen. Wirbelsäule durch Beckenaufrollen entlasten. Die rechte Hand packt das linke Ohr über den Kopf und zieht diesen leicht nach rechts; keinen großen Druck ausüben. Der linke Arm wird seitlich nach unten weggestreckt, mit herausgedrückter Handwurzel, als wolle man sich abstützen. Normalatmung.
10 Sekunden den Kopf halten und den Arm strekken, dann Seitenwechsel. Dreimal wiederholen, zur Lockerung und Dehnung der Nackenmuskulatur und der Halsseiten.

⊙ Alle diese Übungen sind selbstverständlich auch im Schneidersitz mit entlasteter Wirbelsäule ausführbar.

53

Schultern

肩膀

Schultermuskulatur, Schulter- und Ellbogenge-
lenke und Brustmuskulatur

Die Schultern heben   Lockerung

Aufrecht stehen, Beine leicht gegrätscht, Becken
entlastet. Arme und Schultern hängen locker herunter. Jetzt durch die Nase einatmen und dabei die
Schultern bis zu den Ohren hochziehen und etwas
halten. Zum Ausatmen die Schultern und Arme
kräftig nach unten drücken, Hände flach, als würden sie aufliegen. So lange drücken, wie ausgeatmet wird.
Fünfmal ausführen; zur Lockerung als Vorberei-
tung für die anderen Schulter-Nacken- und Arm-
übungen.

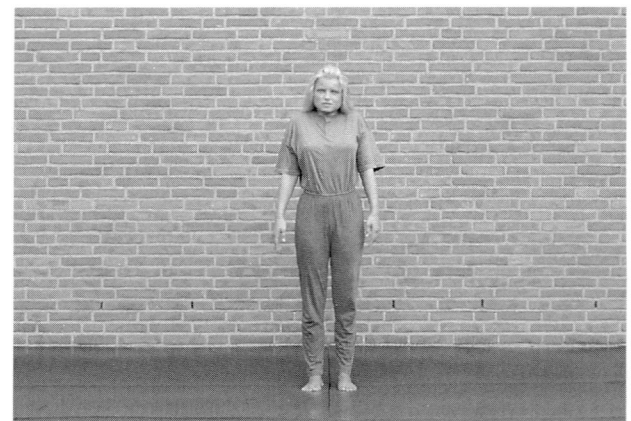

Die Wand stützen   Dehnung, Kräftigung

Mit der rechten Schulter an der Wand stehen,
rechten Arm nach hinten weggestreckt flach an
die Wand gelegt. Handfläche aufliegen lassen.
Füße stehen nebeneinander, das Becken ist aufgerollt. Jetzt den Oberkörper langsam von der Wand
wegdrehen. Dabei über die linke Schulter sehen,
Oberkörper gerade halten. Normalatmung.
10 Sekunden halten, dann Seitenwechsel.

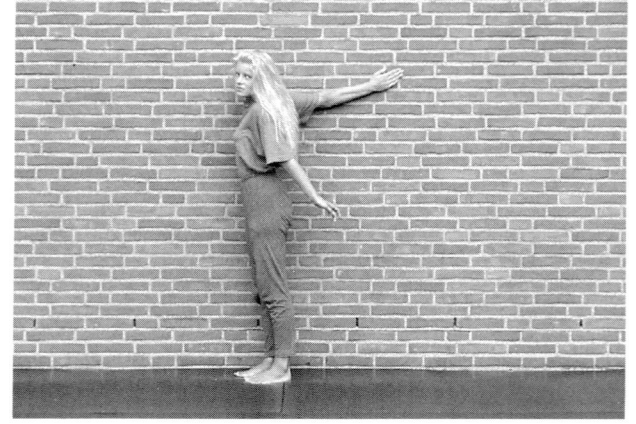

Arm ziehen   Dehnung, Kräftigung

Aufrecht stehen, Füße etwas auseinander, Becken aufgerollt. Der rechte Arm liegt hinter dem Kopf. Die linke Hand faßt das rechte Handgelenk und zieht den Arm hinter dem Kopf zur linken Seite.
10 Sekunden halten bei Normalatmung, dann Armwechsel.

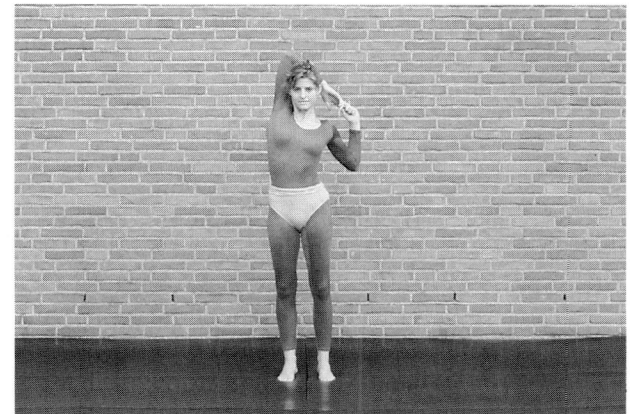

Die Ellbogen drücken   Dehnung, Kräftigung

Gleiche Stellung wie vorher. Den rechten Arm hinter den Kopf legen und mit der linken Hand den Ellbogen nach hinten unten drücken.
10 Sekunden bei Normalatmung halten, dann Armwechsel.

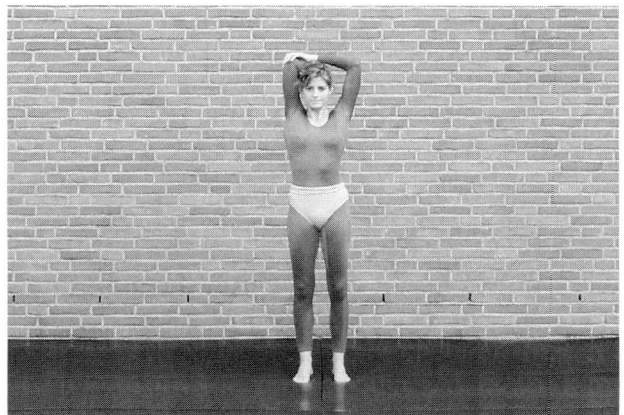

Das Schwert ziehen   Dehnung, Kräftigung

Gleiche Stellung wie vorher. Die linke Hand liegt hinter dem Kopf und hält ein Tuch fest. Die rechte Hand liegt in Nierenhöhe auf dem Rücken und faßt das herunterhängende Tuch. Jetzt zieht die untere Hand mit Hilfe des Tuches den oberen Arm nach hinten unten.
10 Sekunden bei Normalatmung, dann Armwechsel. Fortgeschrittene üben ohne Tuch.

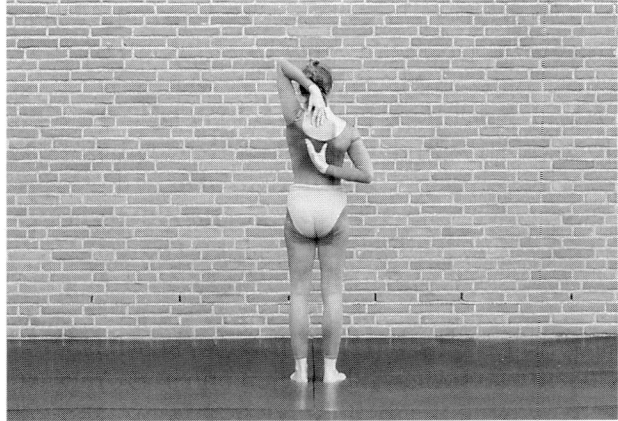

Die Halskrause   Dehnung, Kräftigung

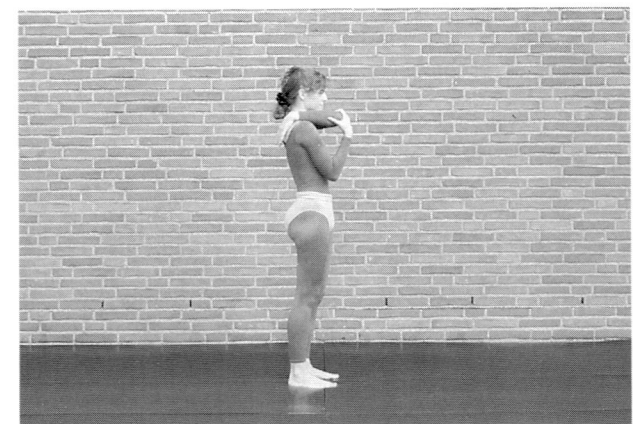

Gleiche Standposition. Die linke Hand auf der rechten Schulter. Mit der rechten Hand gegen den linken Ellbogen drücken, daß der linke Arm langsam nach hinten über die Schulter geschoben wird. 10 Sek. bei Normalatmung, dann Armwechsel.

⊙ Alle diese Übungen dienen zur Dehnung und Kräftigung der Schulter- und Oberarmmuskulatur. Aber auch bei Schmerzen und Verspannungen sind sie immer anzuwenden.

Die Kuh am Schwanz ziehen   Kräftigung

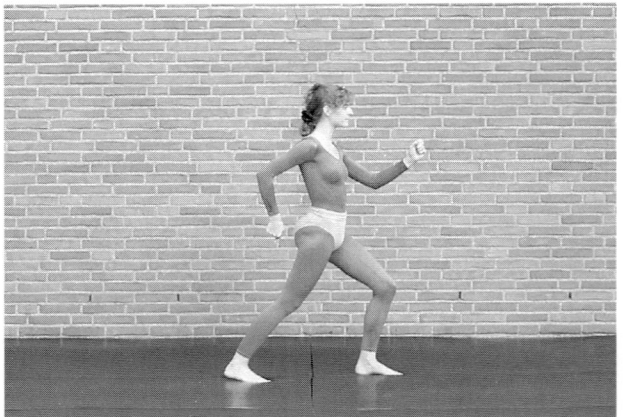

Die Füße stehen schulterbreit auseinander, das Becken ist aufgerollt. Die rechte Hand wird mit der Innenseite nach unten in Schulterhöhe vorgestreckt. Der Arm ist im Ellbogen leicht gebeugt. Die Finger werden eingerollt und die Spitzen zusammengebracht. Der linke Arm ist über den Kopf gestreckt, die Finger hängen herunter. Nun das rechte Bein weit vorsetzen, das Knie beugen, bis die Kniescheibe über den Zehen steht. Das linke Bein wird mit durchgedrücktem Knie gestreckt. Gleichzeitig mit dem Vorsetzen wird die linke Hand zur Faust geballt und bis zur Hüfte heruntergezogen. Bis dahin Normalatmung. Nun einatmen und auf die rechte Hand konzentrieren. Stellen Sie sich vor, sie zögen am Schwanz einer Kuh. Beim Ausatmen konzentrieren Sie sich auf die linke Hand und „ziehen" die Kuh vorwärts. Auf diese Weise fünfmal ein- und ausatmen. Dann Seitenwechsel und gleiche Anzahl der Übungen.

⊙ Beim Ziehen soll in Armen, Ellbogen, Schultern, Rumpf und Beinen Spannung sein. Kraft liegt in den Armen.

Den Bogen in zwei Richtungen spannen
Kräftigung

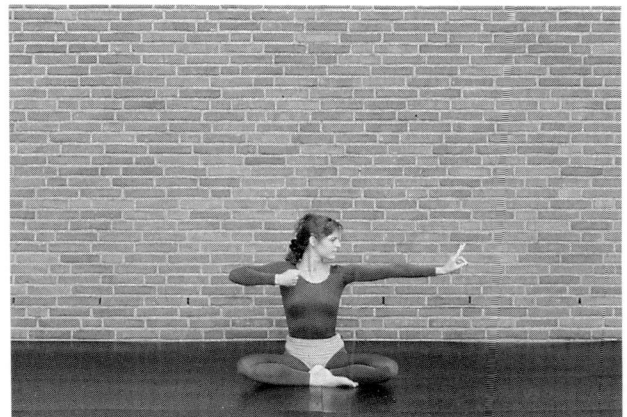

Schneidersitz, Becken aufgerollt, Oberkörper gerade. Den linken Arm in Schulterhöhe zur linken Seite ausstrecken. Der Kopf dreht sich nach links, die Augen blicken auf die linke Hand, die aufrecht gestellt wird. Die Handfläche nach vorn mit hinausgedrückter Handwurzel. Daumen und Mittelfinger berühren sich und bilden einen Kreis. Die rechte Hand wird zur Faust geballt und, im Ellbogen angewinkelt, vor der rechten Brust gehalten. Nun, beim Einatmen durch die Nase, wird die Bewegung des Bogenspannens ausgeführt. Beim Ausatmen werden die Arme entspannt.
Zur Kräftigung der Arm-, Schulter- und Brustmuskulatur und der Schultergelenke abwechselnd zehnmal nach beiden Seiten ausführen.

Die Entspannung

Partnerübung

Ein Partner liegt auf dem Rücken, Becken aufgerollt, Beine gestreckt oder angezogen, auf den Füßen abgesetzt. Der Partner kniet mit runder, entlasteter Wirbelsäule hinter dessen Kopf. Der Liegende hat seine Arme locker neben seinem Körper auf dem Boden abgelegt; Kopf gerade mit Doppelkinn, Augen geradeaus; versuchen zu entspannen, Entspannungsatmung.

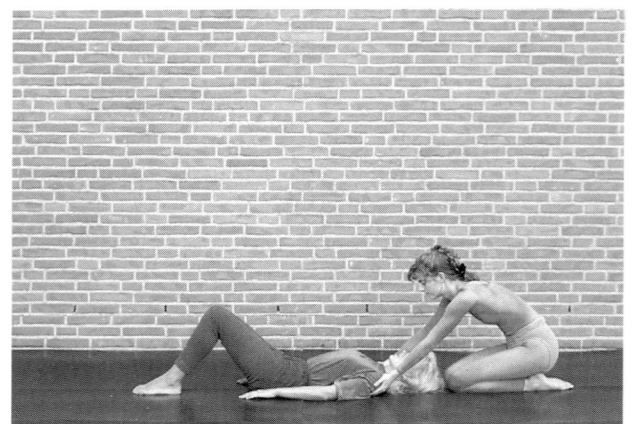

Der Partner legt seine Hände unter die Schultern des Liegenden und schiebt diese, solange er durch den Mund ausatmet, langsam und gleichmäßig in Richtung der Füße. Fünfmal ausführen.

Nun dreht der Liegende seinen Kopf zur linken Schulter und schaut nach links; immer noch Entspannungsatmung. Der Partner schiebt nun die rechte Schulter des Liegenden und den rechten Arm in Richtung der Füße und wiederholt dabei seine Atemtechnik. Drei- bis fünfmal ausführen, dann Schulterwechsel. Jetzt wird der Kopf des Liegenden gerade hingelegt und dann seitlich nach rechts hinübergedrückt. Das Gesicht zeigt nach links oben; wieder Entspannungsatmung. Nun wird die linke Schulter und der linke Arm, im Ausatemrhythmus des ausführenden Partners, in Richtung der Füße geschoben.

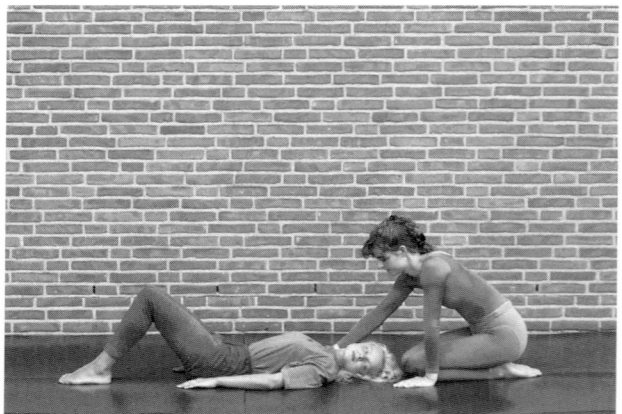

Jede Schulter drei- bis fünfmal.

Anschließend wird die Übung wiederholt, bei der beide Schultern gleichzeitig geschoben werden.

Dann streckt der Liegende seine Arme über den Kopf nach vorn auf dem Boden aus. Der vor ihm kniende Partner ergreift die Unterarme und drückt sie zu Boden. Nun, beide im gleichen Ein- und Ausatemrhythmus, zieht der Partner die Arme des Liegenden leicht nach vorn auf sich zu. Arme bleiben aber dicht über dem Boden. Dreimal ziehen.

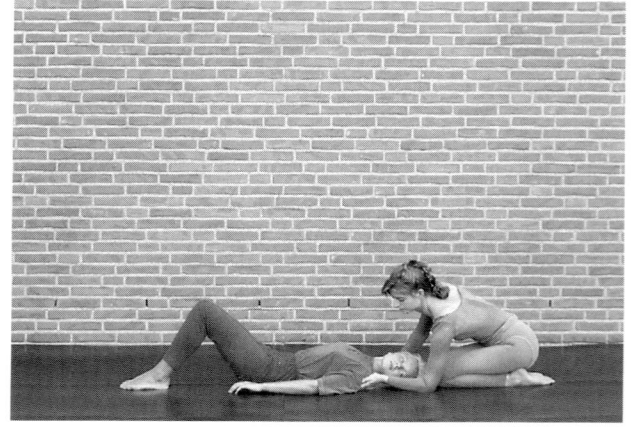

Anschließend dreht sich der Liegende auf den

Bauch. Das Becken wird wieder aufgerollt, die Stirn liegt leicht auf dem Boden auf; Doppelkinn machen. Der am Kopf kniende Partner schiebt nun wieder beide Schultern und Arme in Richtung der Füße. Entspannungsatmung des Liegenden, Ein- und Ausatemrhythmus des Partners. Drei- bis fünfmal ausführen.

Anschließend streckt der Liegende seine Arme über den Kopf zum Partner aus. Der kniende Partner ergreift wieder die Unterarme und hebt sie so weit an, daß sie höher als der Kopf des Liegenden sind. Nun, beide wieder im Ein- und Ausatemrhythmus, zieht der Partner die Arme leicht zu sich. Drei- bis fünfmal ausführen. Bei Verspannungen und Schmerzen im Schulter-Nacken-Bereich.

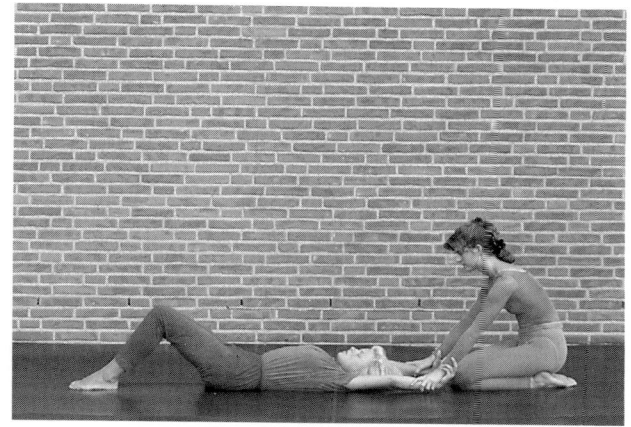

⊙ Alle Partnerübungen dienen der Lockerung und Entspannung der Schulter-, Nacken- und Armmuskulatur. Daher wichtig für denjenigen, der an sich die Übung erfährt, daß er die Entspannungsatmung einhält.

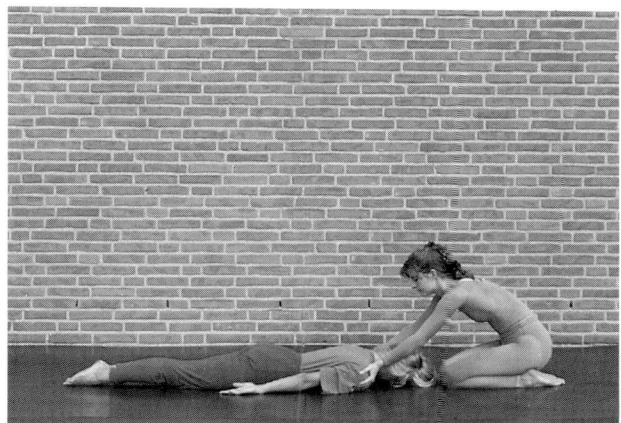

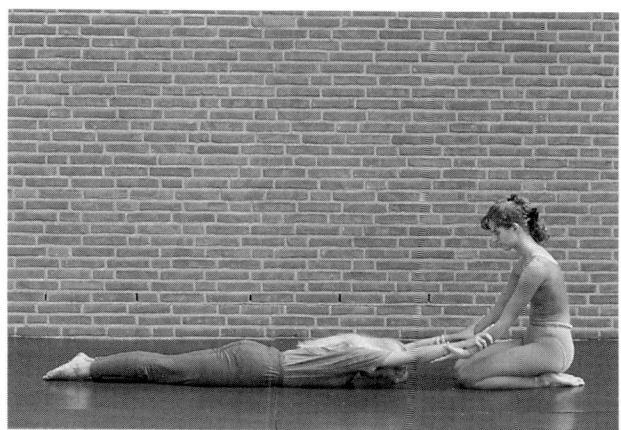

Die Flügel stutzen   Dehnung, Kräftigung

Partnerübung

Ein Partner sitzt mit entlasteter Wirbelsäule (Beine angezogen, Füße aufgesetzt oder Beine gestreckt) auf dem Boden, die Arme erhoben, Hände liegen locker hinter dem Kopf aufeinander. Der Partner steht mit runder entlasteter Wirbelsäule oder kniet hinter dem Sitzenden, packt beide Ellbogen und zieht diese leicht nach oben hinten, so daß die Schulterblätter sich aufeinander zu bewegen. 10 Sekunden halten bei Normalatmung. Dann drückt der Partner die Ellbogen nach vorn. Der Sitzende hält dagegen und atmet währenddessen aus. Dreimal wiederholen.

⊙ Diese Übung mit Anspannen und Entspannen dient der Lockerung und Kräftigung der Schulter-, Arm- und Brustmuskulatur.

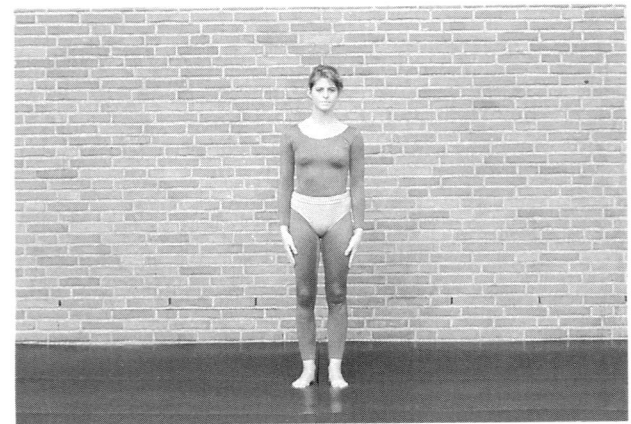

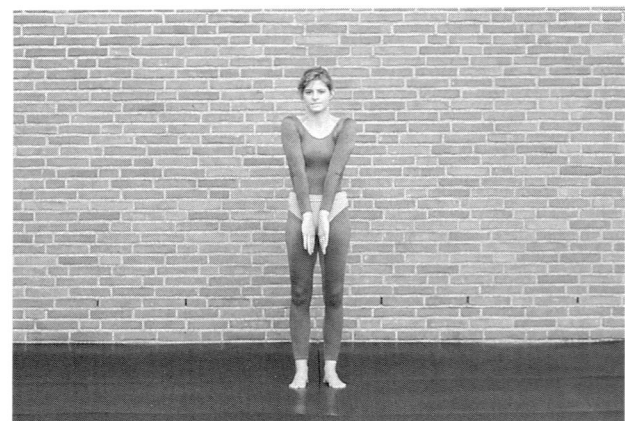

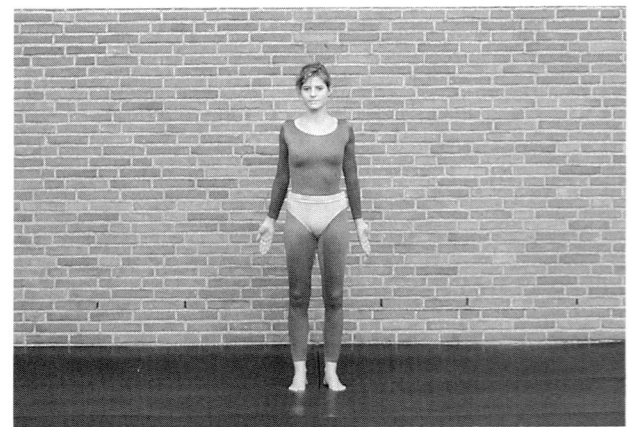

Die Schultern einrollen   Lockerung

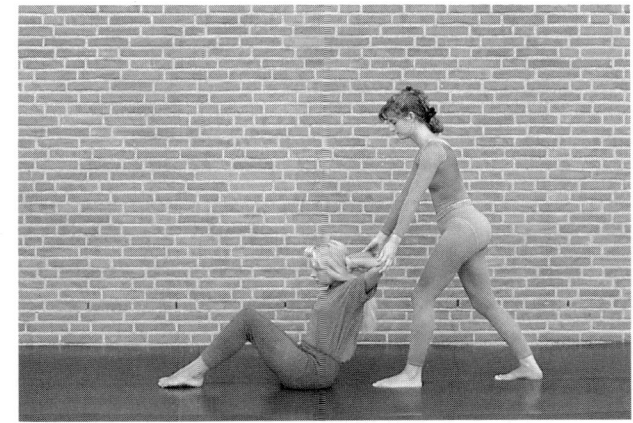

Gleiche Stellung wie vorher. Die Arme liegen seitlich an den Oberschenkeln, die Handflächen zeigen nach innen.

Nun werden die Schultern gleichmäßig und langsam nach vorn gerollt. Dabei im gleichen Rhythmus ausatmen. Die Arme werden mitgerollt, so daß die Handflächen in der Endstellung nach außen zeigen.

Nun, mit dem langsamen Einatmen, die Schultern wieder nach hinten rollen. In der Endstellung zeigen die Handflächen nach vorn.

⊙ Bei Verspannungen im Nacken- und Schulterbereich dient diese Übung zur Lockerung und Entspannung der Muskulatur und der Schultergelenke.

Armmuskulatur, Ellbogen, Handgelenke, Hände

胳月

Den Felsen verschieben Kräftigung

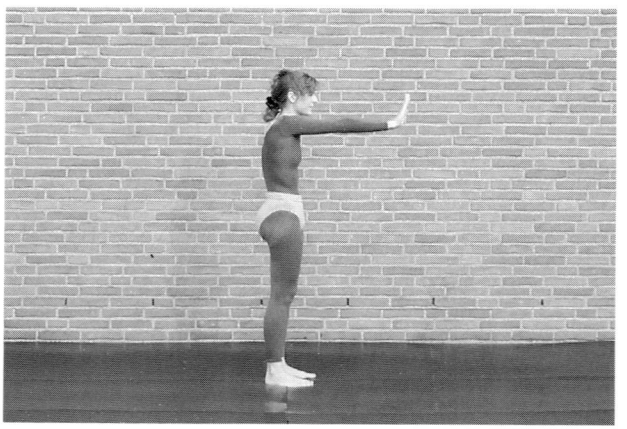

Mit leicht gegrätschten Beinen stehen, Becken aufgerollt. Die Arme liegen angezogen mit geballten Fäusten an der Taille. Beim Ausatmen durch den geöffneten Mund werden die Arme langsam, aber kräftig nach vorn geschoben. Die Hände sind geöffnet und stehen mit den Fingern aufrecht nach oben, Handwurzel nach vorn herausgedrückt. Bei dieser Bewegung, die mit gespannten Armmuskeln ausgeführt wird, stellen Sie sich vor, Sie würden einen großen und schweren Felsen wegschieben. Beim Schieben leicht in die Knie gehen. Sind die Arme gestreckt, ist das Ausatmen beendet. Zum Einatmen, langsam und tief, gehen Sie aus der leichten Hocke wieder hoch, und die Arme ziehen sich, mit geschlossenen Fäusten, wieder zu den Hüften zurück. Fünfmal ausführen.
Zur Kräftigung der Arm- und Beinmuskulatur.

Das stille Gebet Kräftigung

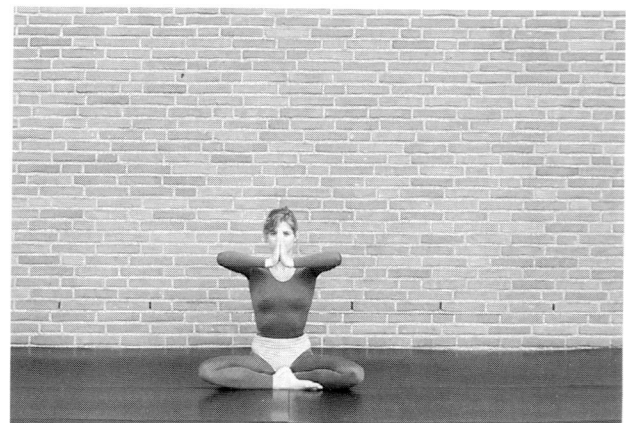

Im Schneidersitz mit aufgerolltem Becken sitzen. Die Hände wie zum Gebet mit den Handflächen aneinanderlegen, die Unterarme waagerecht abwinkeln und anheben, so daß Unterarme, Oberarme und Schultern auf einer Ebene sind, ungefähr Oberarmlänge Abstand zur Brust. Langsam durch die Nase einatmen, die Zunge drückt hinter den oberen Schneidezähnen an den Gaumen, die Luft durch den Körper nach unten in den Bauch sinken lassen. Jetzt, beim Ausatmen durch den Mund, werden die Handflächen fest gegeneinandergepreßt. Erst zum Einatmen werden die Hände wieder gelockert. Zehnmal ausführen, auf Einhaltung der Atmung achten.
Zur Kräftigung der Arm- und Brustmuskulatur.

Den Tragebalken bilden Lockerung

Leichte Grätschstellung, Becken aufgerollt, Arme
locker hängen lassen. Nun einatmen und die
Arme, mit nach oben weisenden Handflächen,
zum Bauch hin einknicken und bis in Brusthöhe
anheben. Eine Handbreit vor der Brust die Hände
drehen, bis die Handflächen zur Brust weisen und
die Fingerspitzen sich leicht berühren.
Die Zehen fest auf den Boden drücken, die Hakken anheben und die Arme in Schulterhöhe gerade nach beiden Seiten ausstrecken, Handflächen nach oben. Dabei durch die Nase einatmen.
Zum Ausatmen wieder fest auf die Füße stellen,
die Arme fallen lassen und entspannen.

⊙ Zur Lockerung und Dehnung der Arm-,
   Brust- und Beinmuskulatur.

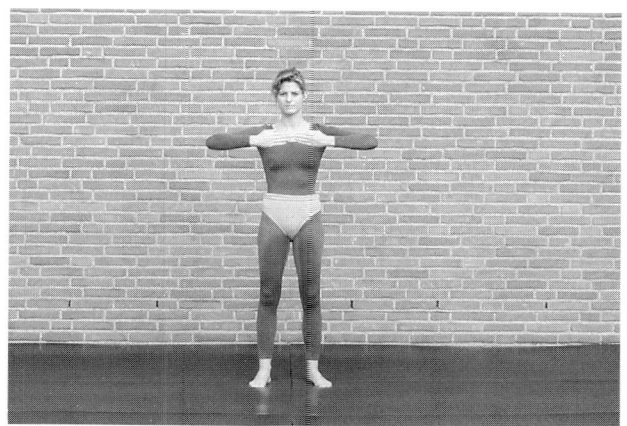

Den Himmel mit beiden Händen hochhalten Dehnung

Leichte Grätschstellung, Becken aufgerollt, Arme
hängen locker herab. Beim Einatmen durch die
Nase, die Zunge drückt hinter den oberen Schneidezähnen gegen den Gaumen, beide Arme langsam an den Seiten des Körpers entlang bis über
den Kopf strecken. Die Handflächen weisen nach
oben, mit gegeneinander gerichteten Fingern, die
sich fast berühren. Es sieht so aus, als wolle man
den Himmel hochhalten.
Die Fersen leicht vom Boden abheben. Beim Ausatmen durch den geöffneten Mund die Fäuste ballen und die Arme langsam am Körper entlang senken. Die Füße stehen wieder fest auf dem Boden.

⊙ Zur Dehnung und Kräftigung der Armmuskulatur und Dehnung der Brustmuskulatur.

Die beiden Übungen sollten immer zusammen,
aber nur einmal, ausgeführt werden.

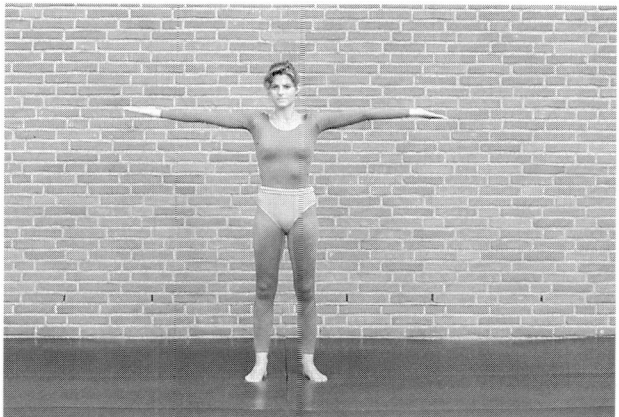

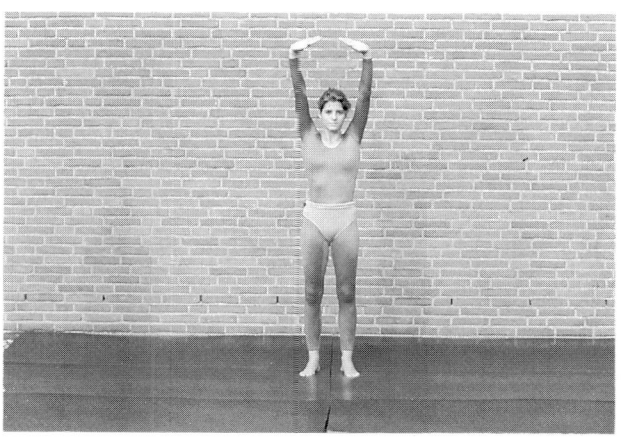

Die Hände offen legen
Dehnung, Kräftigung

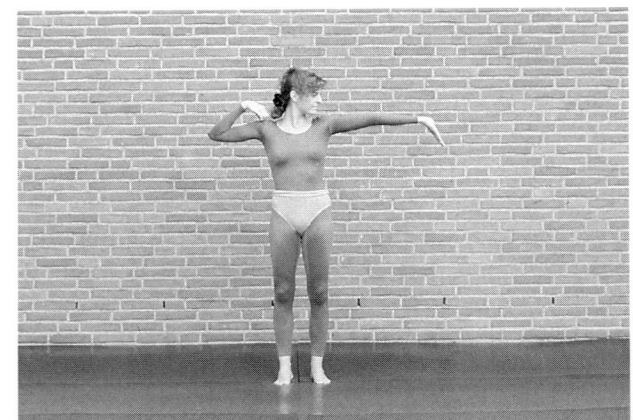

Leichte Grätschstellung, Becken aufgerollt, Arme in Schulterhöhe seitlich ausgestreckt. Einen Arm im Ellbogengelenk nach oben beugen und im Handgelenk nach unten abknicken, so daß die Fingerspitzen die gleiche Schulter berühren. Der Kopf dreht sich zum anderen Arm mit Blick zur Hand, die, mit der Handfläche nach oben zeigend, nach unten abgeknickt ist. Die Finger zeigen zum Boden. Jetzt im Ein- und Ausatemrhythmus wechselseitig die Übung zehnmal ausführen. Beim Abknicken des Armes den Bizeps anspannen.

◉ Zur Kräftigung und Dehnung der Arm- und Brustmuskulatur, Beweglichkeit der Gelenke.

Brustwirbelsäule

Die Wirbelsäule entspannen   Lockerung

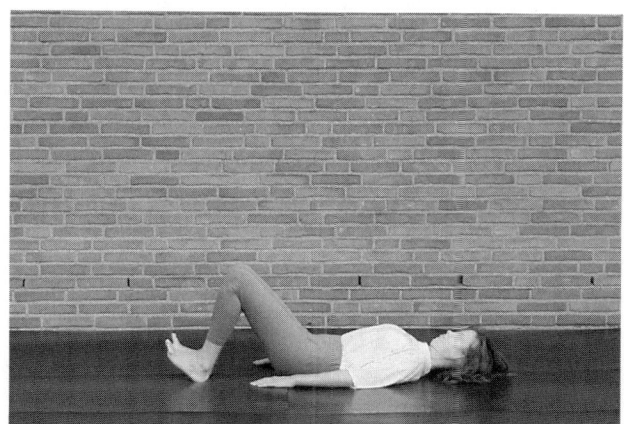

Auf dem Rücken liegen, Becken aufgerollt, Beine leicht angezogen und die Hacken aufgesetzt, Zehen hoch. Kopf gerade abgelegt, Doppelkinn machen. Arme liegen locker neben dem Körper. Eine Minute so liegen bleiben, dann wieder alles der Reihe nach entspannen: Kopf, Becken, Füße. Anschließend wieder Becken aufrollen, Beine anziehen, Hacken aufsetzen, Zehen hochstellen, Kopf gerade auflegen, mit Doppelkinn. Jetzt die gestreckten Arme bis in Kniehöhe anheben. Bei Normalatmung etwa eine Minute so halten. Danach wieder der Reihe nach alles entspannen. Fünfmal die gesamte Übung wiederholen.

- ⊙ Entspannungsübung für den gesamten Wirbelsäulenbereich und dessen Erkrankungen.

Den Stab biegen   Dehnung, Kräftigung

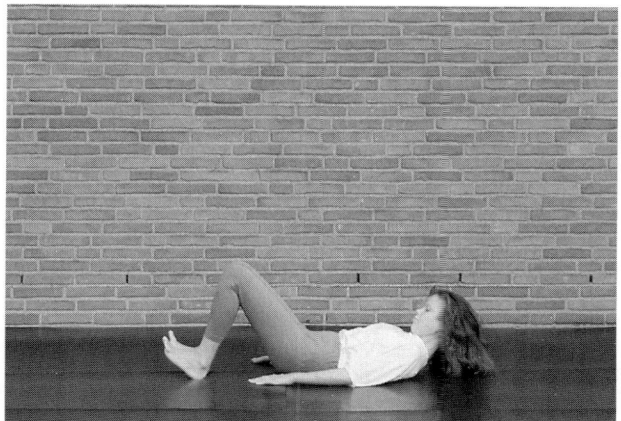

Rückenlage, Becken aufgerollt, Beine leicht angezogen und die Hacken aufgesetzt, Zehen hoch. Nun den Kopf anheben, bis das Kinn die Brust berührt. Die Schultern leicht mit hochnehmen. Nun die Hände an die Oberschenkel legen und langsam Wirbel für Wirbel aufrichten. Das Kinn bleibt auf der Brust. Mit Hilfe der Hände, durch Festhalten an den Oberschenkeln, langsam bis zum Sitzen aufrichten. Den Körper gegen die Knie drücken und den Rücken runden, den Kopf auf die Knie. Weiter die Oberschenkel festhalten und den Körper wieder langsam, Wirbel für Wirbel, abrollen und auf den Boden legen. Versuchen

Sie wirklich, jeden Wirbel einzeln auf den Boden
zu bringen, auch die Lendenwirbel, dort, wo bei
vielen ein Hohlkreuz ist.
Beim Hochkommen ausatmen, beim Ablegen einatmen. Den Körper an die Knie drücken, ohne
Luft. Fünfmal ausführen.

⊙ Bei Wirbelsäulen- und Bandscheibenerkran-
kungen, zur Beweglichkeit der gesamten Wirbelsäule und zur Rundung.

Die Hexe besiegen
Dehnung, Kräftigung, Lockerung

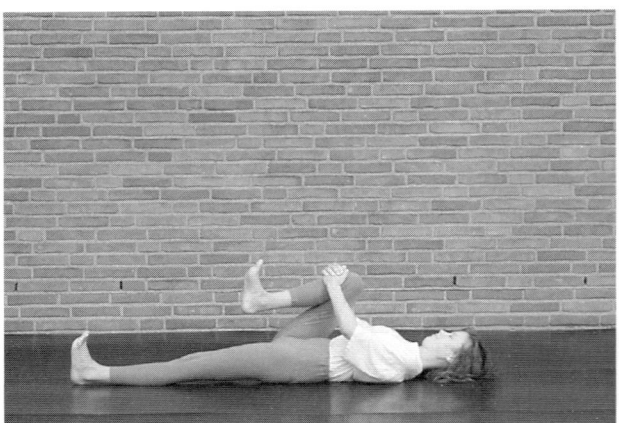

Auf dem Rücken liegen, Becken aufgerollt, Beine
gestreckt, Doppelkinn. Das rechte Bein anziehen,
die Hände umschließen das Knie und ziehen es
zur Brust. Das linke Bein bleibt gestreckt auf dem
Boden liegen, mit durchgedrücktem Knie und
herausgedrückter Ferse. Beim Ausatmen das an-
gezogene Bein fest auf den Körper drücken.
Zum Einatmen wieder das Bein von der Brust abheben. Drei- bis fünfmal wechselseitig ausführen.

⊙ Diese Übung dient der Beseitigung von Ischias
und Hexenschuß und wirkt hauptsächlich auf
die Lendenwirbel.

Den Rücken runden   Dehnung

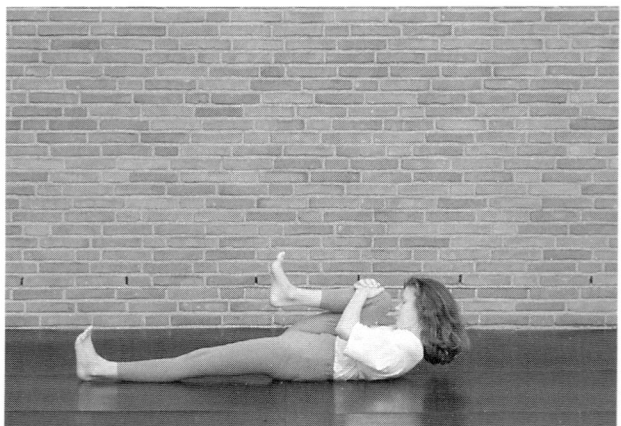

Rückenlage, Becken aufgerollt, Beine gestreckt,
Doppelkinn, rechtes Bein anziehen. Das gebeugte
Knie festhalten und den Kopf hochnehmen, mit
dem Kinn zur Brust. Nun den Körper langsam
Wirbel für Wirbel aufrichten bis zum Sitzen und
wieder abrollen. Nicht mit Schwung hochkom-

66

men. Die Ferse des gestreckten Beins bleibt herausgedrückt. Ausatmen beim Aufrichten, einatmen beim Ablegen. Siebenmal ausführen.

⊙ Zur Rundung und für die Beweglichkeit der gesamten Wirbelsäule, bei Hals-, Brust- und Lendenwirbelsäulen-Syndrom und Bandscheibenerkrankung.

Den Körper einrollen   Dehnung

In Rückenlage das Becken aufrollen und beide Beine geschlossen anziehen. Die Hände umfassen die Knie und ziehen sie beim Ausatmen fest an den Körper. Ohne Luft die Stirn zu den Knien führen. Zum Einatmen Beine vom Körper nehmen und den Kopf ablegen, Doppelkinn.

⊙ Zur Dehnung und Lockerung der gesamten Wirbelsäule siebenmal ausführen.

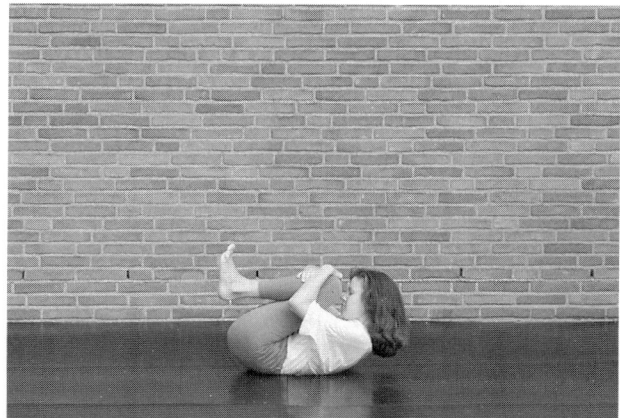

In die Gebetsstellung gehen
Entspannung, Lockerung

Auf beiden Beinen knien, das Gesäß auf die Fersen drücken, den Oberkörper mit nach vorn gestreckten und abgelegten Armen auf die Knie ablegen. Den Kopf zwischen den Armen leicht hängen lassen, mit dem Kinn auf der Brust. Flach atmen.
Dreißig Sekunden in dieser Stellung verbleiben, um die Wirbelsäule zu entspannen und zu lockern.

⊙ Diese Übung kann beliebig oft zur Entspannung der Wirbelsäule zwischendurch ausgeführt werden.

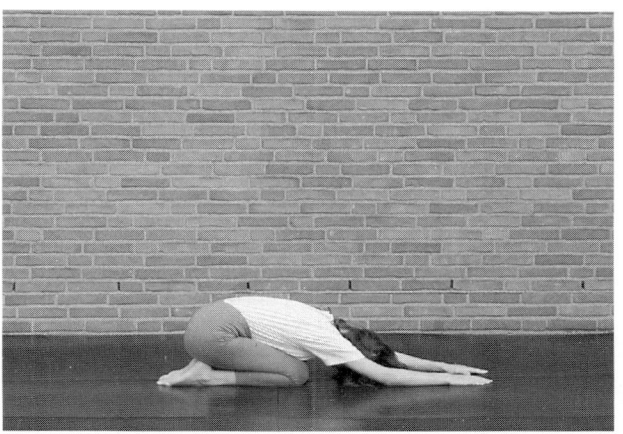

Die schiefe Ebene Stärkung

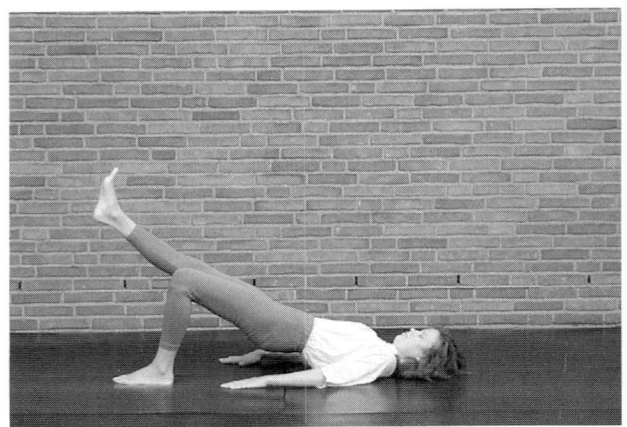

In Rückenlage auf dem Boden die Arme seitlich vom Körper ablegen. Der Kopf wird mit Doppelkinn hingelegt, so daß die Halswirbelsäule gerade ist. Das Becken aufrollen und beide Beine anziehen. Die Füße bleiben fest auf dem Boden stehen. Ausatmen und das Gesäß anheben. Nun Lendenwirbel und Endteil der Brustwirbelsäule hochdrücken, bis nur noch die Schulterblätter aufliegen und der Oberkörper zusammen mit den Oberschenkeln eine schiefe Ebene bildet. Langsam den rechten Unterschenkel entlasten, anheben und strecken. Ferse herausdrücken, Kniescheibe hochziehen.

Nun bei Normalatmung etwa eine Minute die Stellung halten, dann langsam das gestreckte Bein anwinkeln und auf dem Fuß absetzen. Den Körper von den Schulterblättern an langsam ablegen, nicht herunterfallen lassen.

30 Sekunden kräftig durchatmen, dann wieder das Becken aufrollen und hochdrücken. Das andere Bein strecken.

⊙ Diese Übung zweimal je Bein zur Stärkung der Wirbelsäule ausführen. Natürlich werden Rückenmuskeln und Oberschenkelmuskeln mittrainiert.

Nach der Seite strecken
Kräftigung, Dehnung

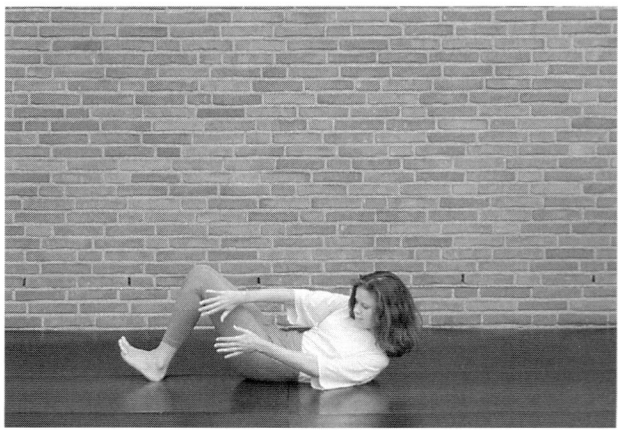

Rückenlage, Becken aufgerollt, Beine angezogen und auf den Füßen abgesetzt. Langsam Kopf und Schultern anheben, Kinn zur Brust. Ausatmen. Beide Arme links an den Knien vorbei strecken. Dadurch bekommt der Oberkörper eine leichte Drehung nach links. Ohne Atmung etwas länger

68

halten, dann zum Einatmen langsam wieder ablegen. Seitenwechsel.
Je Seite fünfmal.
Die Wirbelsäule und die Zwischenrippenmuskeln
nebst Rückenmuskulatur werden gedehnt und gekräftigt.

⊙ Als Variation können die Füße auf den Fersen
aufgesetzt werden. Zehen zeigen nach oben.

Schwerelos sein

Hängen Sie sich mit den Händen an eine Teppich-
stange, und lassen Sie sich durch einen Helfer so
viele Brettchen unter die Füße legen, bis Sie das
Gefühl haben, schwerelos zu sein. Dadurch
braucht die Wirbelsäule nichts zu tragen, sondern
hängt locker und entspannt. Achten Sie auf eine
eventuelle Beinlängendifferenz. Gleichen Sie
durch Unterschieben aus, bis Sie das schwerelose
Gefühl in beiden Beinen spüren. Atemtechnik:
Ruhig durch die Nase einatmen und etwas länger
durch den Mund wieder ausatmen. Dann für etwa
10 Sekunden nicht atmen.
Der Helfer drückt nun ruckartig fünfmal hintereinander fest von hinten gegen die Lendenwirbel,
jedoch nicht so fest, daß Sie von den Brettchen gestoßen werden.

Die Treppe steigen

Aufrecht stehen und die rechte Hand heben, im
Ellbogen angewinkelt. Den linken Arm locker
hängen lassen. Das rechte Knie hochziehen und
einen Schritt nach vorn ausführen. Danach dasselbe mit links. Atemrhythmus: beim Hochheben
des Beins einatmen, beim Schritt nach vorn ausatmen. Ruhig und gleichmäßig atmen und die Bewegungen anpassen.

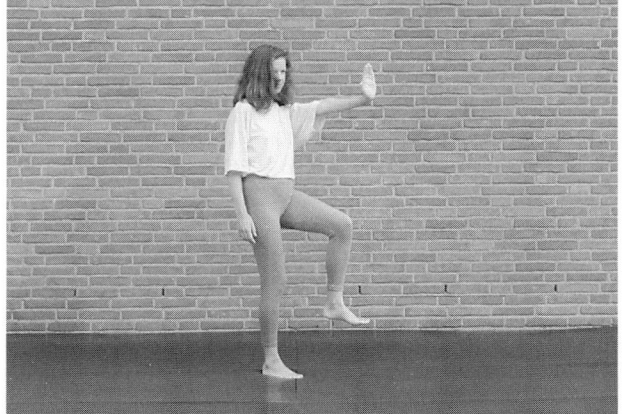

Den Bogen stemmen

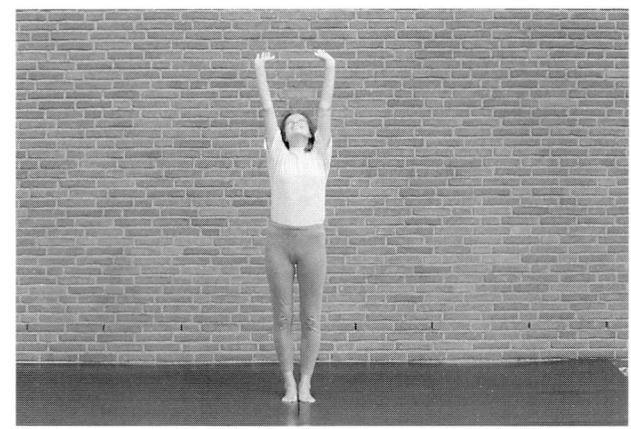

Aufrecht stellen und den Körper so weit nach hinten beugen, daß das Gleichgewicht noch gewahrt bleibt, Kopf in den Nacken legen. Beide Arme senkrecht nach oben strecken, mit geöffneten Handflächen nach oben, als ob Sie eine schwere Last hochstemmen wollen. Als Hilfe mit den Händen gegen eine Wand stützen. Atmung: Langsam durch die Nase einatmen und die Luft im Körper nach unten in den Bauch sinken lassen. Luft anhalten und bis fünf zählen. Durch den Mund schnell und stoßartig ausatmen. Diese Übung fünfmal hintereinander ausführen.

Der Katzenbuckel
Entspannung, Lockerung

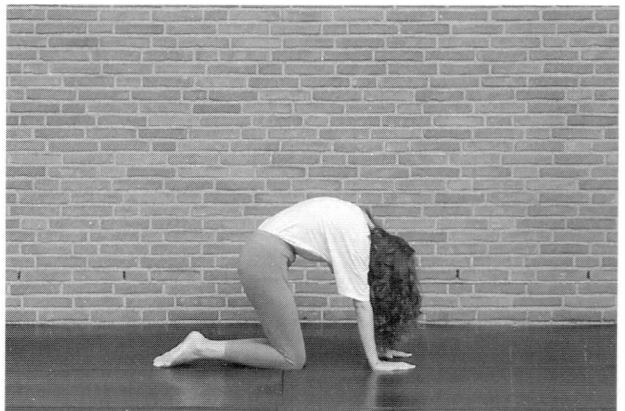

Bankstellung einnehmen, d. h. auf Hände und Knie herunterlassen, Wirbelsäule ganz gerade, Becken aufgerollt (Bauch eingezogen, Gesäß zusammengepreßt). Kopf hängen lassen, Kinn zur Brust und durch den Mund einatmen. Zum Ausatmen die Brustwirbelsäule hochdrücken, so daß der Rücken rund wird wie der Buckel einer Katze, die gestreichelt wird. Das Gesäß nach vorn schieben. Die Hände bleiben flach auf dem Boden aufgelegt.

Zum Einatmen den Rücken wieder gerade machen, höchstens leicht durchhängen lassen, nicht zu stark oder gar ins Hohlkreuz gehen. Zehnmal wiederholen.

Zur Entspannung der Brustwirbelsäule kann diese Übung so oft wie möglich wiederholt werden.

Die Waage Dehnung, Entspannung

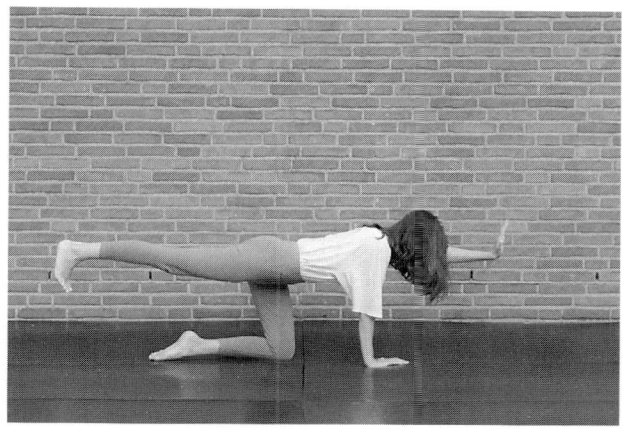

Bankstellung einnehmen. Rechten Arm anheben und mit herausgedrückter Handwurzel und hochstehenden Fingern nach vorn strecken. Linkes Bein anheben und nach hinten strecken, mit herausgedrückter Ferse und nach unten zeigenden Zehen. Arm, Bein, Körper und Kopf (Stirn zeigt nach unten) sollen eine Ebene sein. Das Gleichgewicht zu halten, bedarf einiger Übung und Geduld. Normalatmung.

Jetzt ausatmen und den Körper rund machen, d. h., das gestreckte Bein wird angewinkelt unter den Körper gezogen. Der gestreckte Arm wird angezogen und unter den Körper zum angezogenen Bein gebracht, die Hand packt das Knie und zieht es zur Brust. Der Kopf wird gesenkt, das Kinn zur Brust genommen, die Stirn zum Knie geführt. Zum Einatmen wird der Kopf wieder in Anfangsposition gebracht, Arm und Bein werden wieder gestreckt. Fünfmal runden und strecken, dann Bein- und Armwechsel und wieder fünf Übungen, die der Dehnung und Entspannung der gesamten Wirbelsäule dienen.

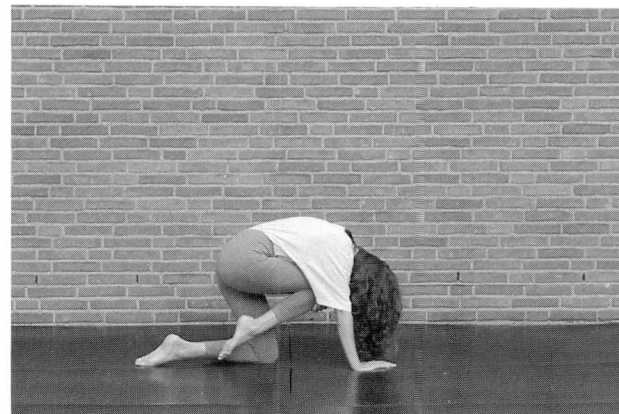

⊙ Außerdem wird das Gleichgewicht geschult. Der Chinese sagt: „Ein Mensch, der seinen Körper im Gleichgewicht halten kann, dessen Seele und Geist sind auch im Gleichgewicht."

Unter den Stuhl schauen
Entspannung, Lockerung

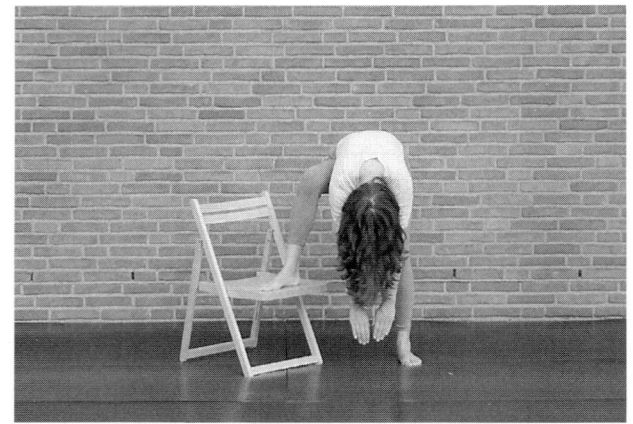

Das linke Bein anwinkeln und den linken Fuß auf einen Stuhl (Hocker, Bank o. ä.) stellen. Das andere Bein steht gerade, mit durchgedrücktem Knie auf dem Boden. Langsam den Kopf senken, Kinn zur Brust und mit dem Ausatmen durch den Mund beginnen. Schultern nach vorn abrollen und Brustwirbelsäule, Lendenwirbelsäule und Becken folgen lassen. Arme nach unten, mit den Fingerspitzen zum Boden, hängen lassen.

Zehn Sekunden in dieser Stellung bleiben, dann langsam den Körper Wirbel für Wirbel wieder hochrollen und dabei durch die Nase einatmen. Der Kopf wird als letztes hochgenommen, mit Doppelkinn.

Drei Ausführungen, dann Beinwechsel und wieder drei Übungen.

⊙ Zur Lockerung, Entspannung und auch leichten Dehnung für die gesamte Wirbelsäule. Die Übung eignet sich gut als Abschluß.

Lendenwirbelsäule

Die Kerze   Kräftigung

Partnerübung

Der Übende liegt auf dem Rücken, Becken aufgerollt, Wirbelsäule entspannt, Arme neben dem
Kopf nach hinten gestreckt. Der Partner steht da-
hinter mit entspannter Wirbelsäule. Der Liegende
packt die Fußgelenke des Partners und zieht seine
eigenen Beine an. Langsam hebt er die Beine vom
Boden ab und streckt sie nach oben. Der Partner
packt die Fußgelenke des Liegenden, zieht sie
aber nicht hoch.

Der Liegende drückt nun sein Gesäß und seine
Beine hoch in die Luft zur sogenannten Kerze. Die
Schulterblätter müssen aber noch auf dem Boden
aufliegen, damit die Halswirbelsäule nicht abgeknickt wird. Der Kopf liegt gerade, mit Doppelkinn. Der Partner zieht nun die Füße des Liegenden zu sich heran, während der Liegende jetzt
langsam seine Wirbelsäule Wirbel für Wirbel ab-
rollt und versucht, jeden Wirbel einzeln, auch bei
einem Hohlkreuz, auf den Boden zu drücken.
Dies gelingt um so besser, je mehr der Partner den
Übenden durch Heranziehen der Beine an seinen
Körper unterstützt. Er darf aber nicht drücken
oder schieben oder die Beine locker lassen. Er soll
sonst nur das Abrollen des Übenden geschehen
lassen, der nur aus eigener Kraft den Körper und
die Beine herunterbringt, bis das Becken aufliegt.
Die Beine sind dann angewinkelt, nicht mehr gestreckt. Beim Hochdrücken des Körpers wird ausgeatmet, während beim Abrollen der Atem langsam wieder in den Körper fließt.

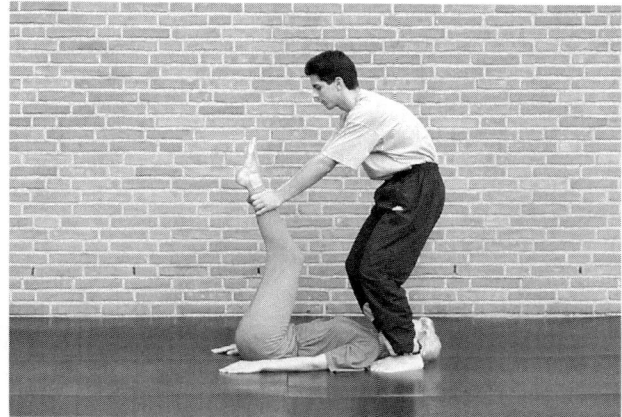

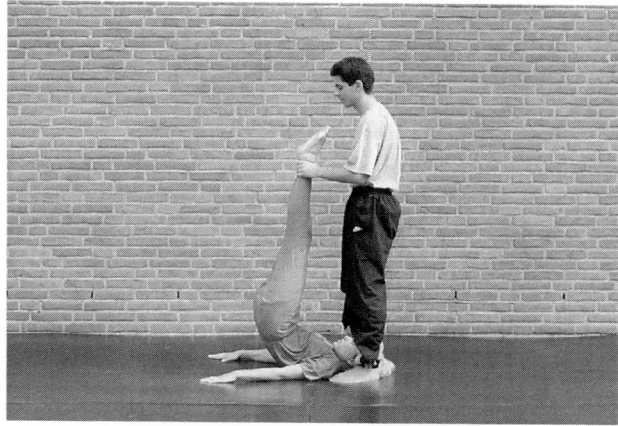

⊙ Diese Übung dient zur Kräftigung des gesamten Oberkörpers mit allen Muskeln, Wirbeln
und Gelenken. Fünf- bis siebenmal ausführen.

73

Nach dem Vergangenen sehen   Dehnung

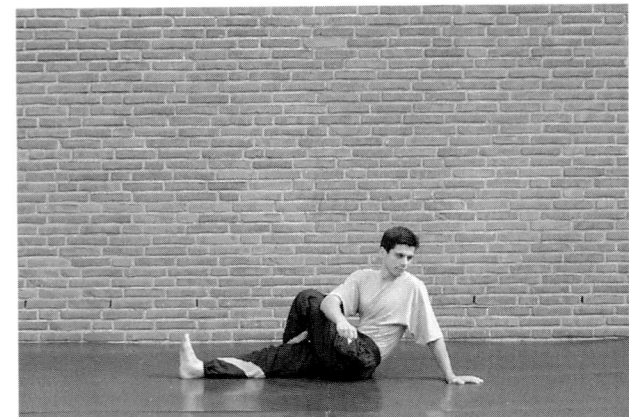

Auf den Boden setzen, rechtes Bein gestreckt, linkes Bein über das reche setzen und den Fuß außen neben dem rechten Knie abstellen. Den Körper in Gegenrichtung, also nach links, drehen. Der rechte Arm drückt außen gegen das linke Bein. Der Blick geht über die linke Schulter, der linke Arm stützt auf dem Boden ab.
Die Stellung dreißig Sekunden bei Normalatmung halten, dann Seitenwechsel.

⊙ Bei dieser Übung werden die Außenseiten des Oberkörpers, die Zwischenrippenmuskulatur und die Wirbelsäule gedehnt. Die Beweglichkeit der Lendenwirbel wird dadurch wiederhergestellt. Durch den Druck gegen das übergestellte Bein wird auch der Oberschenkel bis hin zur Gesäßmuskulatur gedehnt. Daher kann diese Übung auch gut als Allgemeinübung ausgeführt werden.

Über das Becken ziehen
Dehnung, Lockerung

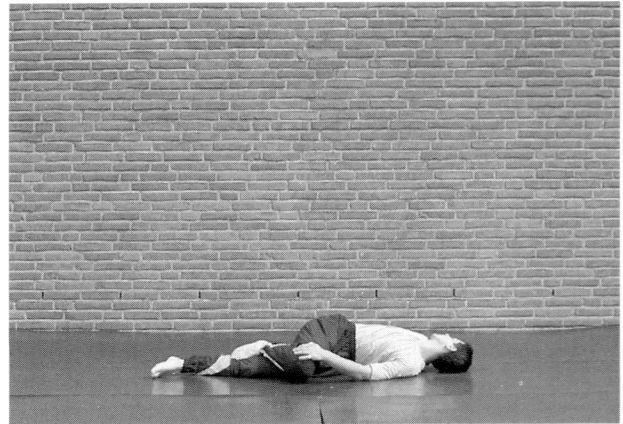

Rückenlage, Becken aufgerollt. Das rechte Knie wird so über das linke Bein gelegt, daß das Fußgelenk auf dem linken Knie liegt. Jetzt wird die rechte Hüfte leicht nach links hochgedreht. Die linke Hand zieht dabei das rechte Knie nach links und drückt es zum Boden. Der rechte Arm liegt seitlich ausgestreckt in einer Ebene mit der rechten Schulter. Der Kopf ist, entgegengesetzt, nach rechts gedreht und schaut auf die Finger. Die rechte Schulter bleibt auf den Boden gepreßt.
Bei Normalatmung die Stellung 30 Sekunden halten und dann Seitenwechsel.
In dieser Stellung kann es sein, daß Sie ein leichtes

Knacken hören. Das bedeutet, daß leicht verschobene oder verdrehte Wirbel und Knorpelteile wieder in die richtige Position gerutscht sind. Sie sollten nur nicht zuviel Druck auf Schulter und Knie ausüben.

⊙ Die Beweglichkeit der Wirbelsäule, insbesondere der Lendenwirbelsäule, wird wiederhergestellt. Diese Übung empfiehlt sich auch als Hüft- und Taillentraining.

Die Beine ablegen   Stärkung

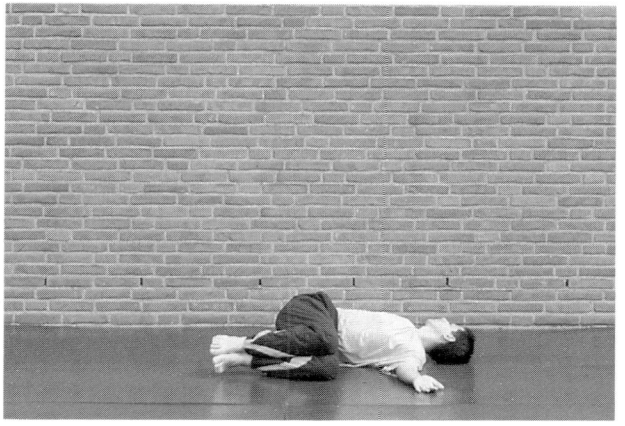

Rückenlage, Becken aufgerollt, Arme seitlich auf einer Ebene mit den Schultern ausgestreckt, im Ellbogen nach oben abgewinkelte Unterarme (U-Form). Die Beine geschlossen anziehen und angewinkelt zusammen hochheben. Nun im Ein- und Ausatemrhythmus mit geschlossenen Knien im Wechsel nach links und rechts auf dem Boden ablegen. Der Kopf dreht sich dabei immer in die entgegengesetzte Richtung. Die Schultern bleiben fest auf dem Boden, ohne sich anzuheben. Zehnmal pro Seite ablegen.

⊙ Zur Stärkung der Lendenwirbelsäule.

Das Spiel des Hirsches   Kräftigung

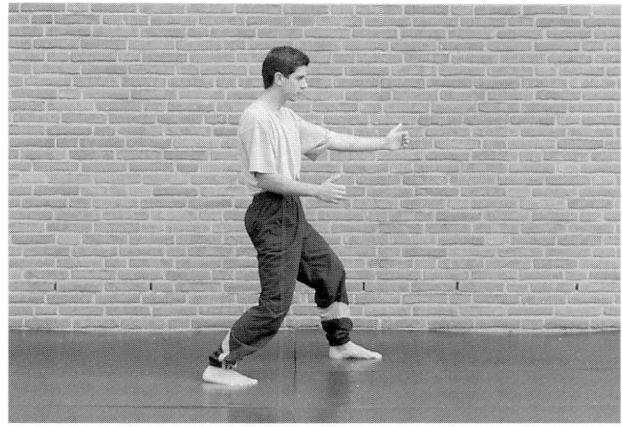

Aufrecht stehen, mit aufgerolltem Becken. Das rechte Knie wird gebeugt und der Oberkörper zurückgezogen. Das linke Bein wird vorgeschoben, wobei das Knie leicht einknickt. Das Körpergewicht lastet auf dem rechten Bein. Die linke Hand mit geöffneter Handfläche nach rechts zeigen lassen, der Ellbogen ist leicht gebeugt. Die rechte geöffnete Hand, Handfläche zeigt nach links, bis auf

75

die linke Ellbogenhöhe strecken. Nun die Arme im Uhrzeigersinn vor dem Körper kreisen lassen. Der Kreis der rechten Hand ist kleiner als der der linken.

Beachten Sie: Die Bewegung sollte aus der Taille und vom Ende der Wirbelsäule erfolgen und nicht aus den Schultergelenken. Normalatmung. Die Übung dauert etwa eine Minute. Es ist zu beachten, daß die Kreise, die die Arme beschreiben, größer sind als der Kreis, den das Steißbein ausführt. Das entspricht dem „Spiel des Hirsches".

⊙ Eine Übung zur Kräftigung der Lendenwirbel, des Steißbeins und der Taille.

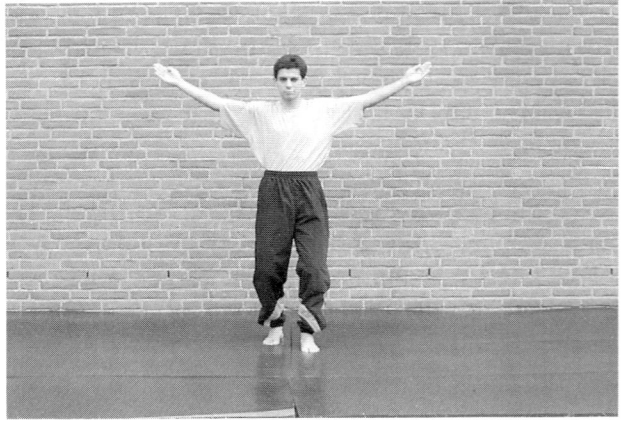

Das Spiel des Vogels
Lockerung, Dehnung

Locker mit hängenden Armen und entlasteter Wirbelsäule stehen. Den linken Fuß einen Schritt vor setzen, den rechten einen halben Schritt nachziehen, auf den Zehen absetzen und dabei tief einatmen. Die Arme werden angehoben und zu einem großen „V" ausgebreitet.

Nun mit dem rechten Fuß einen Schritt vor und den linken gleichziehen. In die Hocke gehen, die Arme senken und um die Knie legen, dabei tief ausatmen. Dann wieder mit dem rechten Fuß einen Schritt vor, den linken einen halben Schritt nachziehen, dabei einatmen und die Arme wieder zu einem großen „V" zu beiden Seiten über den Kopf schwingen. Nun mit dem linken Fuß einen Schritt vor und den rechten Fuß gleichziehen. In die Hocke gehen, die Arme senken und um die Knie legen, dabei tief ausatmen. Dreimal ausführen.

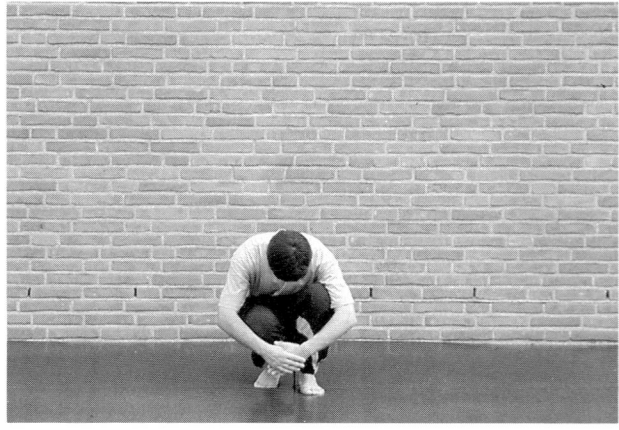

⊙ Eigentlich auch eine Übung für den gesamten Körper und die Organe. Hier speziell für die Lendenwirbel und gegen Ischias.

76

Rückenmuskulatur
背 脊

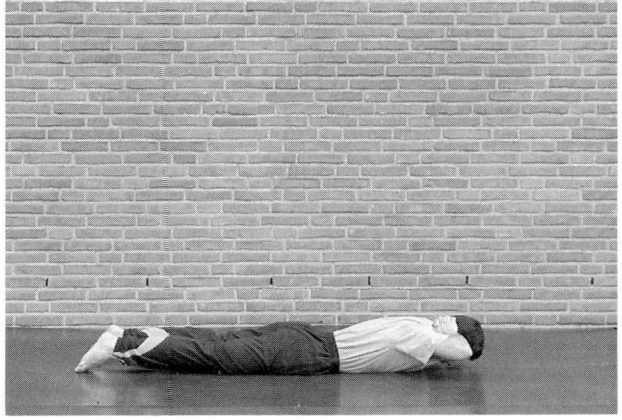

Den Felsen im Liegen schieben
Kräftigung

Bauchlage, Becken aufgerollt, die Beine gestreckt, auf die Zehen stellen. Kopf und Halswirbelsäule sind gerade, die Stirn zeigt zum Boden, liegt aber nicht auf. Arme hinter den Kopf nehmen mit angehobenen Ellbogen.

Nun drücken die Hände, unterstützt durch das Ausatmen, vom Hinterkopf aus langsam, aber kräftig nach vorn über den Kopf hinweg, so als wollen Sie einen schweren Stein oder Felsen wegschieben. Die Arme werden dabei nicht auf den Boden aufgelegt, sondern über dem Boden gehalten. Dann, beim Einatmen, wieder die Arme hinter den Kopf ziehen.

Diese Übung siebenmal ausführen.

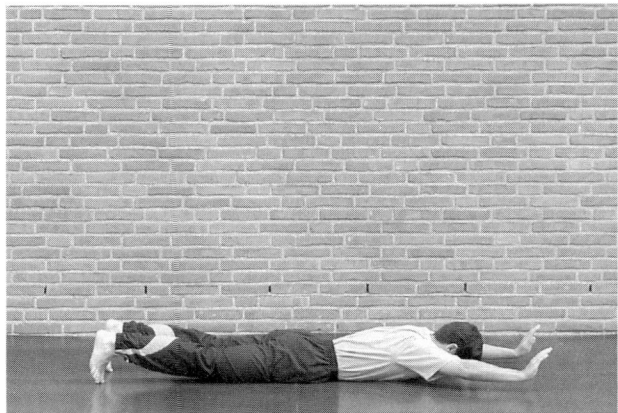

Fliegen Kräftigung

Bauchlage, Becken aufgerollt, Beine und Füße gestreckt. Die Arme liegen neben dem Körper, Handflächen nach oben. Einatmen. Die Halswirbelsäule wird geradegehalten, die Stirn zeigt zum Boden, liegt aber nicht auf. Ausatmen, Arme anheben und Schulterblätter zusammenziehen. Die Handflächen zeigen weiterhin nach oben. Nach etwa 10 Sekunden die Arme wieder ablegen, entspannen und normal atmen. Insgesamt siebenmal üben.

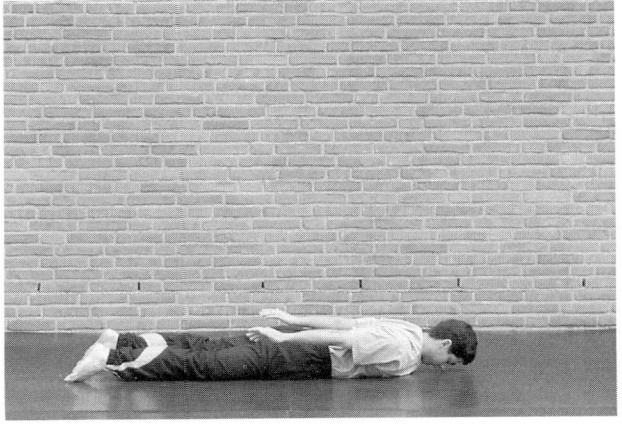

Das „U" halten   Kräftigung

Bauchlage, Becken aufgerollt, Beine gestreckt, auf
die Zehen gestellt. Die Stirn zeigt zum Boden,
liegt aber nicht auf. Einatmen. Die Arme bilden
ein „U", d. h., die Oberarme und Schultern bilden
eine Ebene, die Ellbogen sind im rechten Winkel
eingeknickt, und die Unterarme zeigen nach vorn,
Handflächen zum Kopf gedreht.
Ausatmen, Arme anheben und ohne Bodenberüh-
rung 10 Sekunden hochhalten.

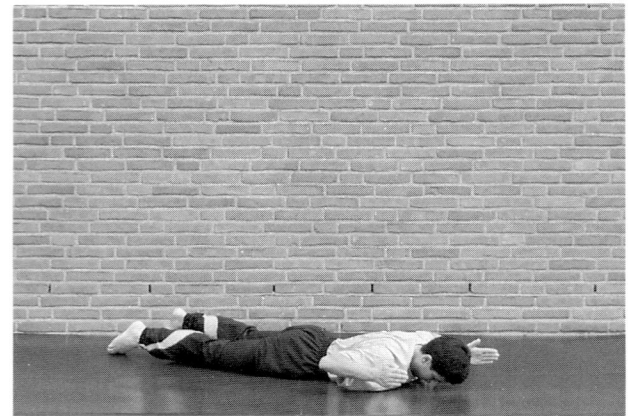

Trockenschwimmen   Kräftigung

Bauchlage, Becken aufgerollt, Beine gestreckt.
Die Stirn weist zum Boden, aber liegt nicht auf,
die Arme sind links und rechts vom Kopf nach
vorn gestreckt.
Einatmen. Arme und Beine gleichzeitig anheben.
Die gestreckten Arme von vorn über die Seiten bis
nach hinten auf den Rücken ziehen, bis die Hände
sich berühren, ähnlich dem Brustschwimmen.
Ausatmen. Dann wieder in der gleichen Kreisbewegung die Arme vor den Kopf führen.
In diesem Atemrhythmus die Arme etwa eine Minute kreisen lassen. Dann Kopf, Arme und Beine
ablegen, auf den Rücken drehen und Entspannungsatmung durchführen.

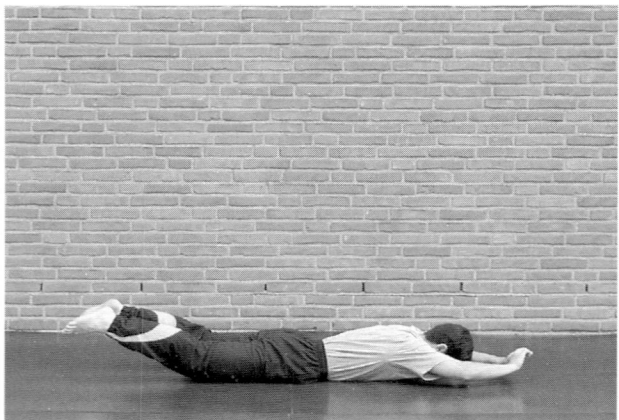

⊙ Alle Übungen für die Rückenmuskulatur sind
   Kräftigungsübungen, damit die Muskulatur
   die Wirbelsäule stützen und entlasten kann.
   Bei allen anderen Wirbelsäulenübungen wird
   die Rückenmuskulatur immer auch gedehnt
   oder gelockert.

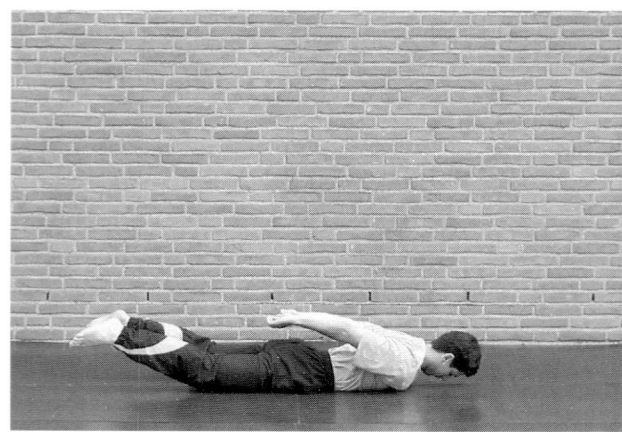

Bauchmuskulatur

肚 皮

Den Bauch spannen   Kräftigung

Rückenlage, Becken aufgerollt, mit angezogenen
Beinen die Fersen aufsetzen, die Zehen hoch. Die
Hände werden an die Schläfen gelegt. Nun, beim
Ausatmen, wird der Kopf angehoben, Kinn zur
Brust, und Schultern und Brustwirbelsäule aufgerollt. Die Ellbogen werden angehoben und nach
hinten gedrückt. Die Stellung wird etwa 10 Sekunden gehalten.
Dann, beim Einatmen, werden die Ellbogen wieder nach vorn genommen und die Brustwirbelsäule und die Schultern langsam, Wirbel für Wirbel wieder abgerollt. Zum Schluß wird der Kopf,
mit Doppelkinn, abgelegt. Es folgt für etwa 30 Sekunden die Entspannungsatmung mit Lockerlassen des Körpers. Dann die Übung wiederholen.
Insgesamt fünf- bis siebenmal üben, dazwischen
jedesmal entspannen.

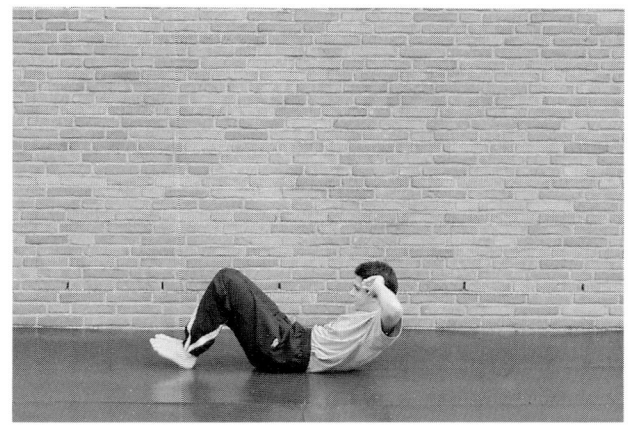

Den Bauch mit gestrecktem Bein spannen
Kräftigung

Gleiche Stellung, gleiche Übung wie „Bauchspan-
ner". Nur jetzt stehen die Füße ganz auf dem Boden auf. Das rechte Bein wird zusätzlich angehoben und mit herausgedrückter Ferse gestreckt. Es
folgt der gleiche Ablauf des Auf- und Abrollens
von Kopf, Schultern und Brustwirbelsäule, der
Haltung der Ellbogen sowie der Atemtechnik und
des Entspannens. Fünf bis sieben Ausführungen.

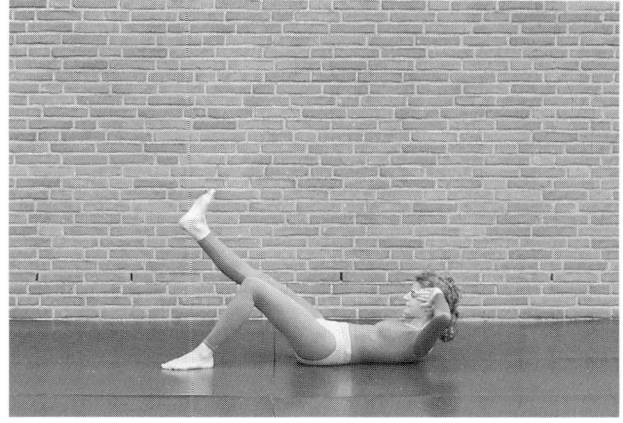

Aufsetzen   Kräftigung

Rückenlage, Becken aufgerollt, Arme vor der Brust verschränken. Die Beine werden angezogen und geschlossen angehoben, bis zwischen Unter- und Oberschenkel sowie zwischen Oberschenkel und Körper ein rechter Winkel besteht. Die Füße können gegen die Oberschenkel eines stehenden Partners oder gegen eine Wand gestellt oder auf einer entsprechend hohen Unterlage abgelegt werden.

Dann, mit dem Ausatmen ohne Schwung und Ruck, langsam mit Kopf (Kinn auf die Brust), Schultern und Brustwirbelsäule bis fast zum Sitzen hochkommen. Zum Ablegen des Körpers wieder ausatmen.

Versuchen Sie, dies sieben- bis zehnmal auszuführen. Die Füße und die Beine dürfen nicht festgehalten oder festgeklemmt werden, da sonst die Oberschenkelmuskulatur den Zug des Oberkörpers übernimmt.

In einer anderen Version bleiben die Füße der angezogenen Beine fest auf dem Boden aufgesetzt. Beim Hochkommen werden die Füße nicht vom Boden abgehoben. Nur so weit hochkommen, wie es ohne Anheben der Füße möglich ist, da sonst mit der Oberschenkelmuskulatur gezogen wird. Gleiche Atemtechnik wie vorher und gleiche Übungsanzahl.

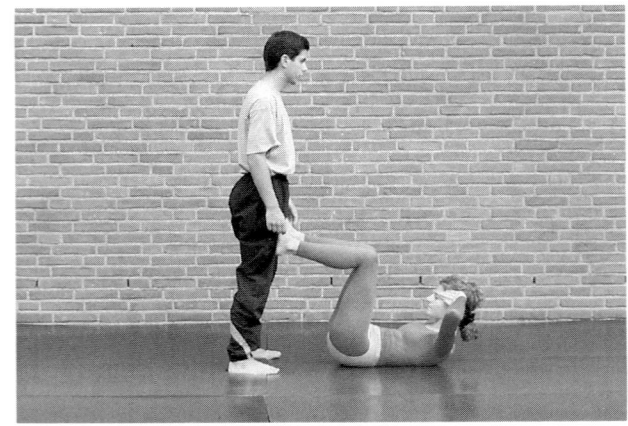

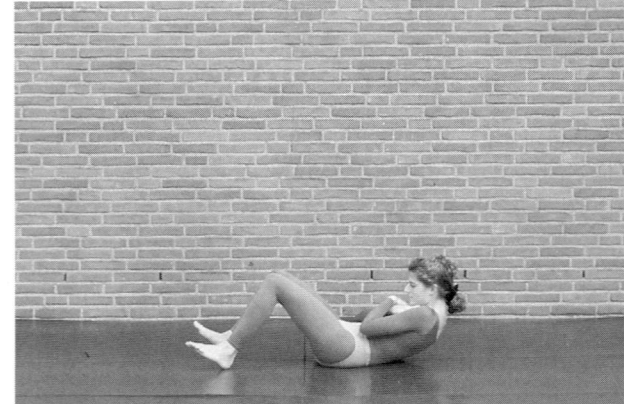

Seitliche Bauchmuskulatur

Seitwärts aufsetzen Kräftigung

Gleiche Stellung wie vorher, Beine angezogen, Becken aufgerollt. Arme vor der Brust verschränkt. Jetzt das rechte Bein über das linke Knie legen, so daß das rechte Fußgelenk auf dem Knie liegt und das rechte Knie seitlich herausragt.
Beim Ausatmen nun wieder langsam und ohne Schwung mit Kopf (Kinn zur Brust), Schultern und Brustwirbelsäule hochkommen, dabei jedoch versuchen, mit dem linken Ellbogen am rechten Knie vorbeizukommen. Also seitlich hochkommen.
Beim Ablegen einatmen.
Versuchen Sie, die Übung fünf- bis siebenmal auszuführen. Dann Körper und Beine entspannen, dabei Entspannungsatmung. Seitenwechsel und gleiche Anzahl üben. Anschließend wieder entspannen.

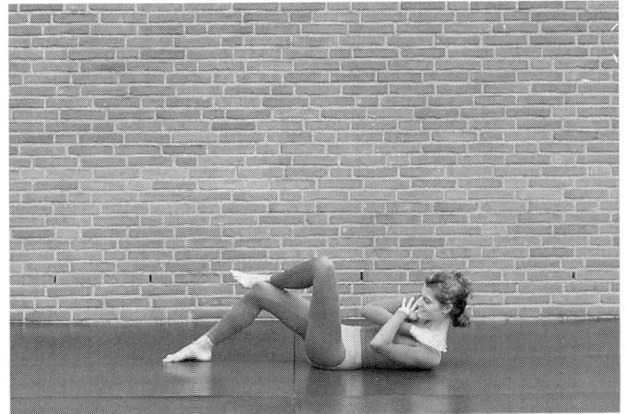

Zur Seite rollen Kräftigung

Rückenlage, Becken aufgerollt, Beine angezogen und auf die Fersen gesetzt, Zehen hoch. Die Hände werden an die Schläfen gelegt. Jetzt ausatmen und den Kopf (Kinn zur Brust), dann die Schultern hochrollen, aber so, daß die rechte Schulter zur linken Körperseite zeigt. Die Ellbogen werden hochgenommen und nach hinten gedrückt. Zur Erschwernis kann hierbei das rechte Bein angehoben und gestreckt werden.
10 Sekunden die Stellung halten. Dann die Ellbo-

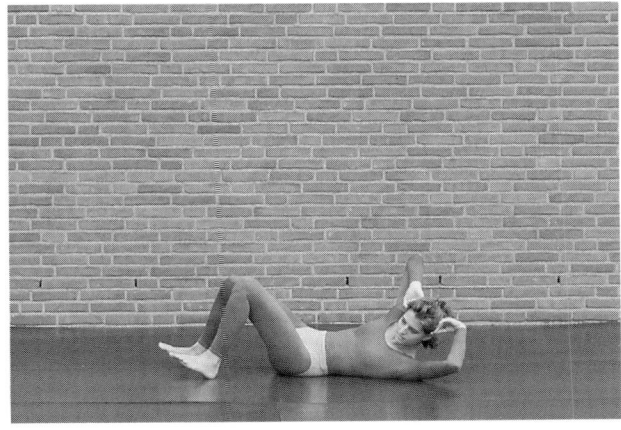

gen nach vorn nehmen, das angehobene Bein anziehen und absetzen.

Einatmen und langsam den Körper, die Schultern und den Kopf wieder ablegen.

Entspannen. Noch zweimal wiederholen, jeweils entspannen.

Seitenwechsel und gleiche Anzahl wiederholen.

Wie der Baum im Wind
Kräftigung, Dehnung

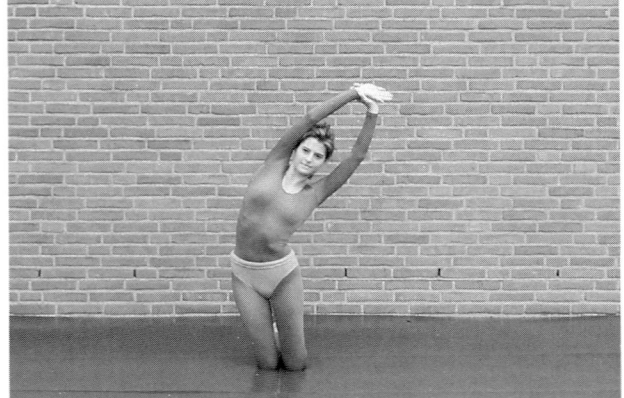

Mit gerade aufgerichtetem Oberkörper, Becken aufgerollt, hinknien. Durch die Nase einatmen und die Arme über den Kopf heben. Die linke Hand ergreift das rechte Handgelenk. Jetzt durch den geöffneten Mund ausatmen. Die linke Hand zieht den rechten Arm nach links zur Seite hinüber. Langsam, so weit es geht, den Körper mit hinüberlegen, ohne nach vorn oder hinten abzuknicken. Mit dem Becken gegenhalten. Der Kopf bleibt zwischen den Armen.

Zum Einatmen den Körper langsam wieder in Anfangsstellung zurücknehmen. Die rechte Hand greift das linke Handgelenk.

Nun wird die Übung zur anderen Seite ausgeführt. Gleiche Atemtechnik. Abwechselnd drei- bis fünfmal ausführen.

◉ Alle Bauchmuskelübungen dienen der Kräftigung. Da die Bauchmuskeln bei allen Bewegungen des Oberkörpers und teilweise auch der Oberschenkel mitbeansprucht werden, sollten sie schon besonders trainiert werden. Auch regen Bauchmuskelübungen die Verdauung an.

Mit dem Bauch pumpen   Lockerung

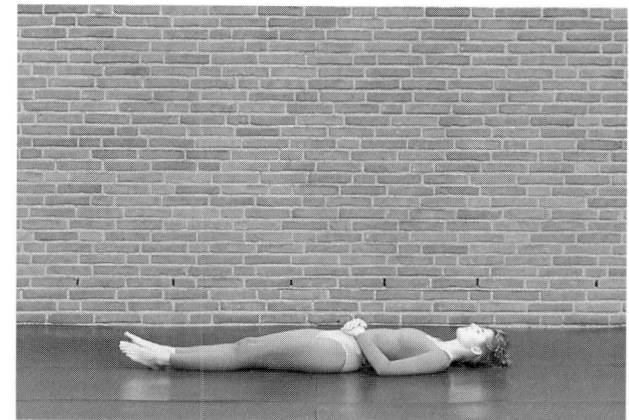

Locker und entspannt auf dem Rücken liegen, mit den Händen in Höhe des Bauchnabels auf dem Bauch. Durch die Nase einatmen und den Atem durch den Körper kreisen lassen, bis er durch den Mund wieder ausgestoßen wird.
Dann, ohne Luft, einige Male den Bauch einziehen und wieder herausschnellen lassen. Im Wechsel mit der Atmung siebenmal wiederholen.

⊙ Zum Abschluß der Bauchübungen, als Entspannung und Lockerung.

Hüfte und Taille

腰部

Mit dem Bein pressen   Dehnung

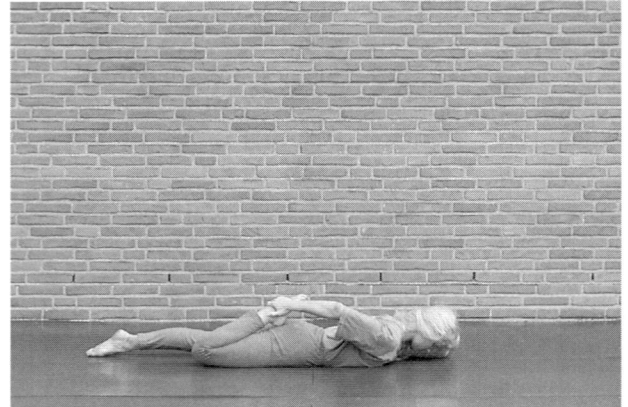

Bauchlage, Becken aufgerollt, Beine gestreckt, Stirn zeigt zum Boden. Das linke Bein wird in der Kniekehle abgewinkelt und der Unterschenkel an das Gesäß gedrückt. Die linke Hand faßt nach hinten, packt das linke Fußgelenk und preßt die Ferse an das Gesäß. Die linke Hüfte auf den Boden drücken und 30 Sekunden halten, Normalatmung. Dann Seitenwechsel, je Bein dreimal üben.
Es wird nicht nur die Hüfte gedehnt, sondern gleichzeitig auch Oberschenkel- und Rückenmuskulatur. Daher auch als allgemeine Übung zu empfehlen.
Variante: Das linke Fußgelenk mit der rechten Hand fassen und ans Gesäß pressen bzw. mit der linken Hand das rechte Fußgelenk.

Den großen Schritt wagen   Dehnung

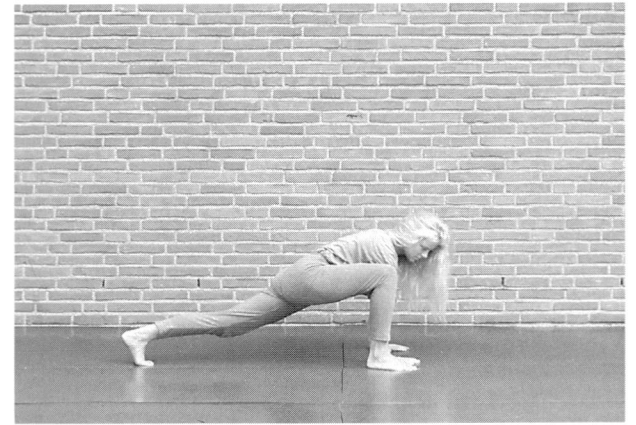

Liegestütz, das rechte Bein anziehen und neben der rechten Schulter mit dem Fuß fest auf dem Boden absetzen. Das linke Knie durchdrücken und so halten. Nun die linke Hüftseite (die „freie" Hüfte) nach unten zum Boden drücken. Das Gesäß anspannen. Arme gerade und durchgedrückt halten, nicht einknicken. Die Stellung etwa 30 Sekunden halten. Dann Beinwechsel.

◉ Zur Dehnung der Hüftmuskulatur wechselseitig drei Ausführungen. Normalatmung.

Das Bein hochhalten Stärkung

Bankstellung. Einatmen. Rechtes Bein nach hinten strecken, mit rausgedrückter Ferse, Zehen nach unten. Bein, Körper und Kopf (Stirn zum Boden) bilden eine Ebene.
Ausatmen und das Bein mit durchgedrücktem Knie nach rechts außen führen, bis der Fuß parallel zur rechten Schulter steht. Die Fußkante nach außen drücken. Einatmen, Bein wieder zurück. Sieben- bis zehnmal ausführen. Dann unbedingt in der Gebetsstellung etwa 30 Sekunden Wirbelsäule, Hüfte und Gesäß entlasten.
Anschließend Beinwechsel und gleiche Anzahl mit der richtigen Atemtechnik. Dann entspannen.

⊙ Taille und Hüfte werden gedehnt, Gesäß- und Oberschenkelmuskulatur gestärkt.

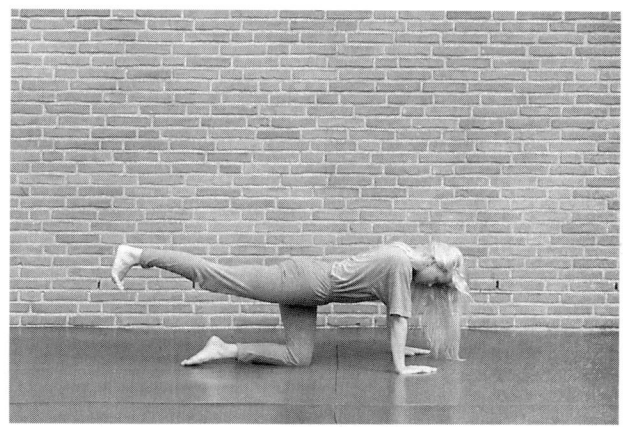

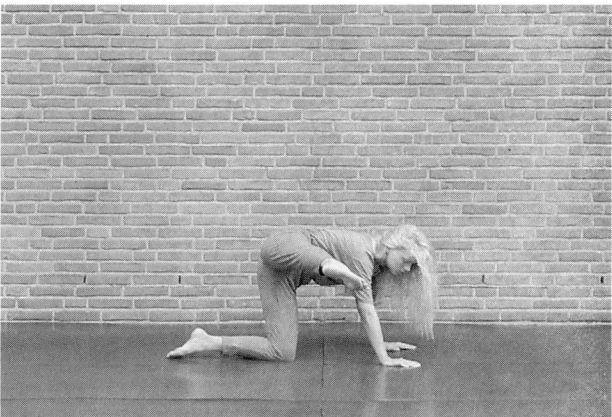

Ein Bein in der Hocke
Dehnung, Kräftigung

Mit der rechten Schulter an einer Wand stehen, Handfläche und Unterarm an die Wand pressen. Einatmen. Das Körpergewicht auf das rechte Bein verlagern, linkes Bein angewinkelt über das rechte legen, so daß das linke Fußgelenk auf dem rechten Knie liegt. Linkes Knie nach außen drücken.
Jetzt langsam ausatmen, im rechten Knie einknicken und in die Hocke gehen. Den Oberkörper rund machen, leicht nach vorn zum hochgenommenen Bein beugen. Drei- bis fünfmal ausführen, dann Seitenwechsel.

⊙ Dehnung und Kräftigung der Gesäß- und Hüftmuskulatur bzw. Beckenmuskulatur. Durch das In-die-Hocke-Gehen wird auch die Oberschenkelmuskulatur mittrainiert.

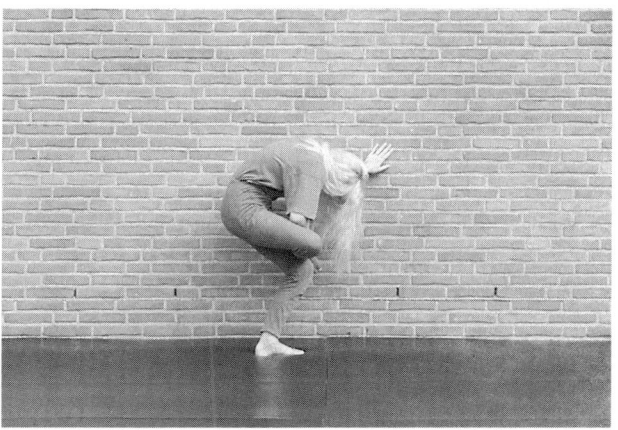

Leisten und Adduktoren
腹 股 沟 区

Die Leisten spannen
Dehnung, Kräftigung

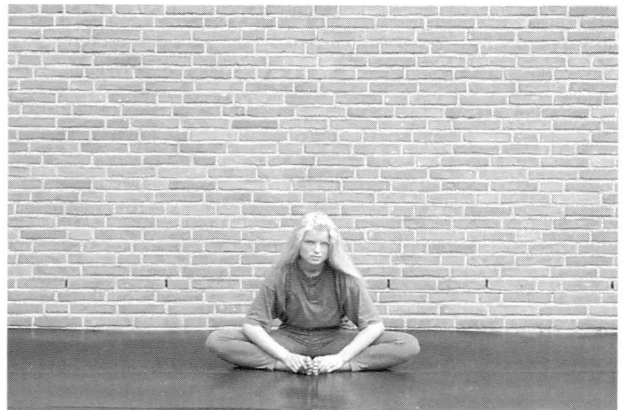

Auf dem Boden sitzen, Kreuz gerade. Die Beine anziehen und die Knie nach außen drücken, die Fußsohlen aneinanderstellen. Die Hände fassen die Fußgelenke, die Ellbogen drücken die Knie langsam nach außen zum Boden. Den Oberkörper jetzt leicht vorbeugen, die Wirbelsäule vom Becken her entlasten. Kein Hohlkreuz machen. Normalatmung.
Eine Minute diese Stellung halten, dann langsam den Druck von den Knien nehmen.

⊙ Diese Übung dehnt die Leisten und kräftigt die Adduktoren, die Muskeln, die für das Heranziehen der Beine zuständig sind.

Der große Kniefall   Dehnung

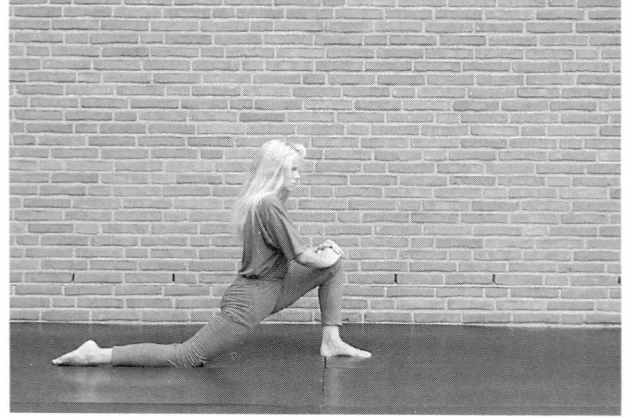

Auf das rechte Bein knien, das linke Bein auf dem Fuß, Knie im rechten Winkel vor dem Körper aufgesetzt. Das rechte Knie, so weit es geht, nach hinten schieben. Das linke mit dem Ausatmen nach vorn über die Zehen drücken. Das kniende Bein *nicht* anziehen, sondern die Hüfte in Richtung Boden und nach vorn drücken. Zum Einatmen den Druck zurücknehmen.
Jede Seite drei- bis fünfmal dehnen.

Der Seitwärtsschritt   Dehnung

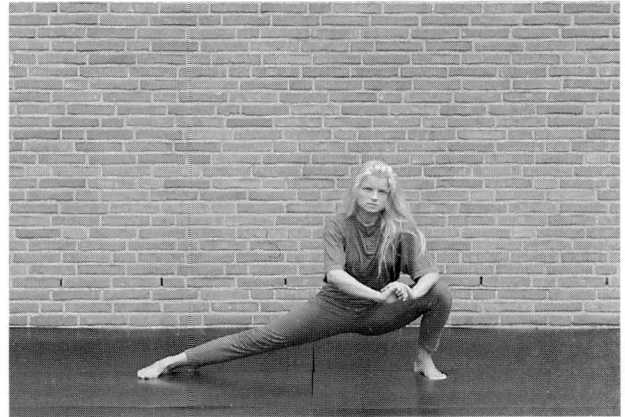

Gerade hinstellen, die Beine mehr als schulterbreit grätschen. Die Füße zeigen mit den Zehen nach vorn. Die Hände werden vor dem Körper gehalten. Jetzt das Körpergewicht nach rechts verlagern und im rechten Knie einknicken. Das Gesäß hinter dem rechten Knie zur Ferse drücken. Den Oberkörper gerade halten, das Becken aufgerollt, den Kopf hoch.
Nach etwa einer Minute langsam hochkommen und zur anderen Seite verlagern.
Beide Seiten je dreimal.

Oberschenkel

大 腿

Oberschenkel- und Gesäßmuskulatur, Hüft- und Kniegelenk

Der Storch   Dehnung, Kräftigung

Aufrecht, mit aufgerolltem Becken, stehen. Das Körpergewicht auf das rechte Bein verlagern und den linken Unterschenkel nach hinten anheben. Die Hände fassen nach hinten, greifen den linken Fuß und pressen die Ferse ans Gesäß. Der Oberkörper bleibt gerade, das Becken aufgerollt. Das linke Knie wird nun hinter das Standbein gezogen und die linke Hüfte nach vorn gedrückt. Nicht den Körper verlagern. Gerade stehen, Kopf hoch. Gleichgewicht und Position etwa eine Minute halten, dann Beinwechsel. Normalatmung. Zweimal je Bein üben.

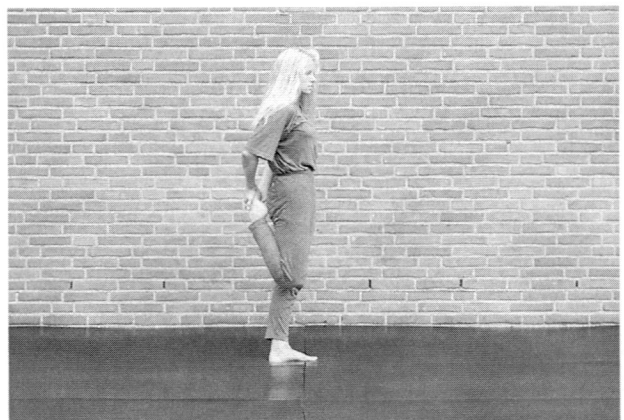

◉ Bei dieser Übung werden die Vorderseite der Oberschenkelmuskulatur, die Ansätze des Schneidermuskels und der Anzieher gedehnt und gekräftigt. Gleichzeitig natürlich auch das Kniegelenk mit seinen Muskeln und Bändern sowie das Fußgelenk. Außerdem dient diese Übung der Stärkung des Gleichgewichts. Wer sein Gleichgewicht noch nicht halten kann, darf diese Übung selbstverständlich auch auf dem Bauch liegend ausführen.

Der Einhebel   Stärkung

Bauchlage einnehmen, Becken aufgerollt, Stirn zeigt zum Boden, Beine gestreckt, auf die Zehen stellen, Knie durchdrücken und Kniescheibe hochziehen. Die Hände können unter die Stirn gelegt werden. Die linke Oberschenkelmuskulatur anspannen und das Bein langsam anheben. Dabei ausatmen.
Beim Einatmen das Bein wieder langsam absenken. Die ganze Zeit die Muskulatur aber angespannt halten.
Nach fünfmal Beinwechsel.

⊙ Die Muskulatur der Oberschenkelrückseite wird gestärkt.

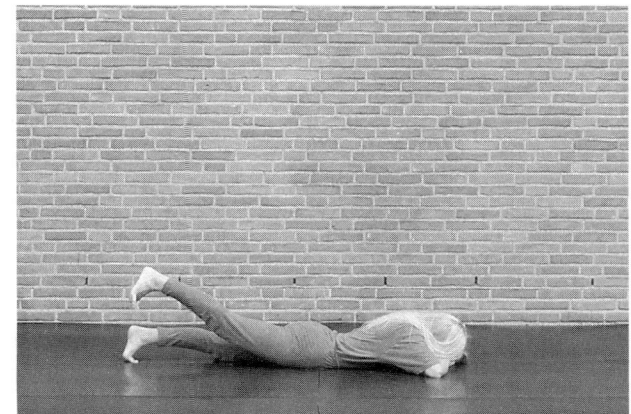

Der Mönchssitz   Dehnung, Kräftigung

Hinknien, die Füße so übereinanderlegen, daß der Fußrücken des oberen Fußes auf der Sohle des anderen liegt. Das Gesäß auf die Fersen setzen, das Becken aufrollen, die Wirbelsäule gerade – kein Hohlkreuz – und den Kopf normal halten. Die Hände liegen locker auf den Oberschenkeln.
Bei Normalatmung diese Stellung eine Minute halten.
Sie dient der Dehnung der vorderen Oberschenkelmuskulatur und der Fußgelenke.

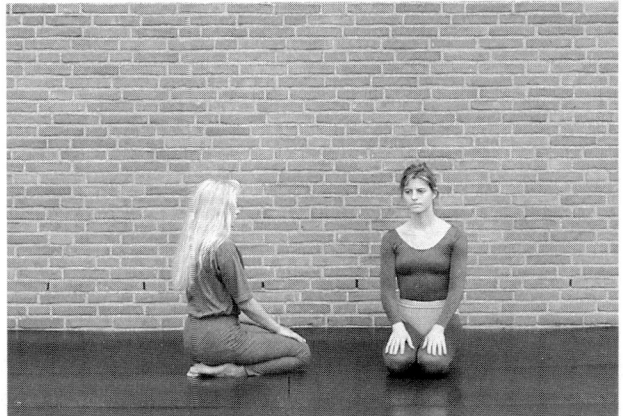

Die Beinheber   Kräftigung

Oberschenkelvorderseite

Rückenlage, Becken aufgerollt, beide Beide gestreckt, Doppelkinn. Beide Arme liegen neben
dem Körper. Beim Ausatmen wird das linke Knie
durchgedrückt, die Kniescheibe hochgezogen, die
Ferse herausgedrückt und die Oberschenkelmuskulatur angespannt. Dann das Bein langsam bis
zu einem Winkel von etwa 45 Grad anheben und
so angespannt halten.
Dann beim Einatmen das Bein, immer noch unter
Spannung, wieder absenken, ohne es jedoch abzulegen.
Sofort wieder anheben und dabei ausatmen.
Zehnmal ausführen, dann Beinwechsel und wieder zehnmal. Danach beide Beine entspannen und
ausschütteln, dabei eine Minute Entspannungsatmung.

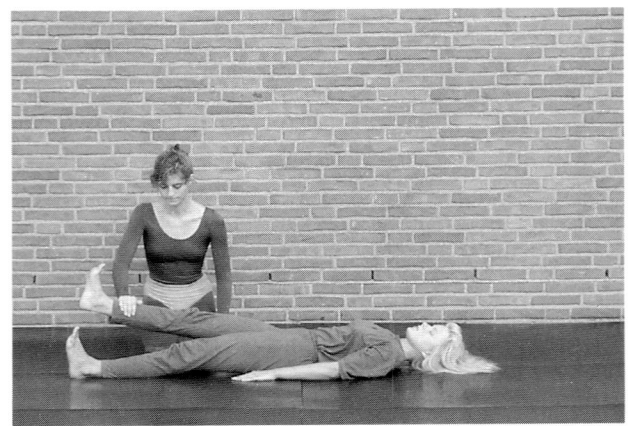

⊙ Bei dieser Übung wird die Oberschenkelmuskulatur der Vorderseite gekräftigt, außerdem
   Unterschenkel, Fuß und Gesäß.

Oberschenkelaußenseite

Nach der Entspannung auf die rechte Hüfte legen
und den Kopf mit der rechten Hand abstützen.
Beide Beine liegen aufeinander, und das Becken
ist aufgerollt. Beim Ausatmen das obere (linke)
Knie durchdrücken, die Kniescheibe hochziehen,
die Ferse herausdrücken und die Oberschenkelmuskeln anspannen. Das Bein bis zu einem Winkel von etwa 45 Grad langsam ganz durchgestreckt anheben und gespannt halten. Zum Einatmen wieder absenken, ohne abzulegen, zum Ausatmen gleich wieder anheben.
Zehnmal heben und senken, aber immer unter
Spannung halten. Dann Seitenwechsel und das
rechte Bein genauso zehnmal bewegen.

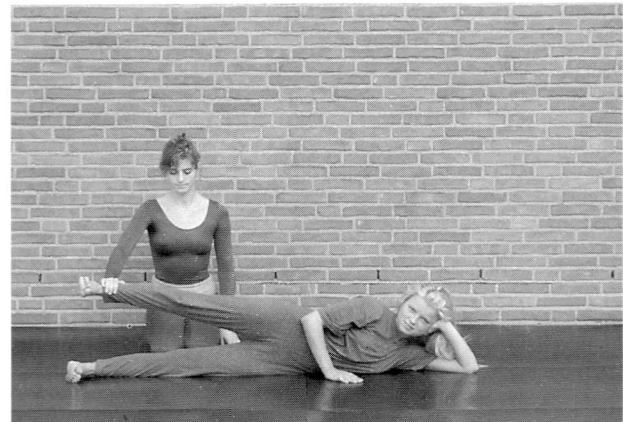

- Hierbei wird nicht nur die Außenseite der Oberschenkelmuskulatur gekräftigt, genauso auch der Anzieher in der Leiste sowie Knie, Wade und Fußgelenk. Anschließend wieder auf dem Rücken mit der Entspannungsatmung ausruhen.

Oberschenkelinnenseite

Auf die rechte Hüfte legen, Becken aufgerollt, den Kopf mit der rechten Hand stützen. Das linke (obere) Bein hinter das rechte legen oder angezogen auf dem Fuß hinter das rechte absetzen. Beim Ausatmen das rechte Bein strecken, Knie durchdrücken, Kniescheibe hochziehen und den Fuß so drehen, daß die Fußsohle nach oben und die Fußaußenkante nach vorn zeigt. Beinmuskulatur anspannen und das Bein langsam und immer durchgedrückt anheben, so hoch es geht, aber nicht höher als 45 Grad.

Zum Einatmen wieder absenken, aber nicht ablegen, sondern zum Ausatmen wieder anheben.
Beide Beine nacheinander zehnmal heben und senken.
Immer auf den richtigen Atemrhythmus achten und Beine unter Spannung halten.
Anschließend in Rückenlage entspannen.

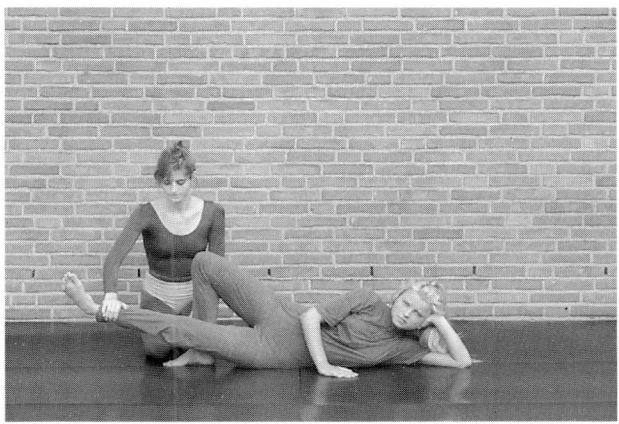

- Bei dieser Übung wird die Innenmuskulatur der Oberschenkel gekräftigt, die auch von Fußballspielern häufig vernachlässigt wird, was sich in Krämpfen und Muskelfaserrissen äußert.

In den Armen wiegen Kräftigung

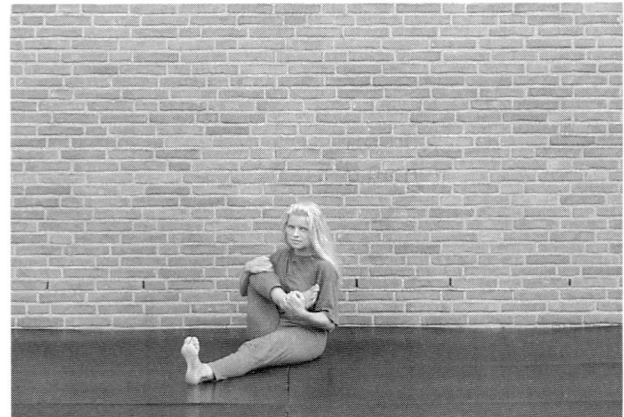

Auf den Boden setzen, Becken aufgerollt, Wirbelsäule gerade. Das linke Bein ist gestreckt, Knie durchgedrückt, Kniescheibe hochgezogen, Ferse herausgedrückt. Das rechte Bein anziehen und zur Brust anheben. Die rechte Hand faßt das rechte Knie von unten, die linke Hand greift das rechte Fußgelenk. Nun werden beim Ausatmen das Knie und der Fuß zur Brust gezogen und angepreßt. Das Knie zeigt dabei nach rechts und der Fuß nach links. Es entsteht Spannung auf der Oberschenkelaußenseite bis hin zum Gesäß.
Zum Einatmen das Bein leicht von der Brust nehmen, beim Ausatmen wieder andrücken.
Fünfmal ausführen, dann Beinwechsel.

Das Knie ablegen

Auf dem Boden sitzen mit angezogenen Beinen, Füße aufgesetzt, wenigstens um Schulterbreite auseinander. Mit den Händen hinter dem Körper abstützen. Beim Ausatmen das rechte Knie zur Mitte zum Boden herunterdrücken. Das linke Bein bleibt in seiner Stellung.
Zum Einatmen das rechte Knie wieder anheben und geradestellen, zum Ausatmen das linke Knie absenken.
Im Wechsel jedes Knie siebenmal herunterdrükken.

⊙ Knie, Oberschenkel und Hüfte werden trainiert.

Der große Schritt   Dehnung

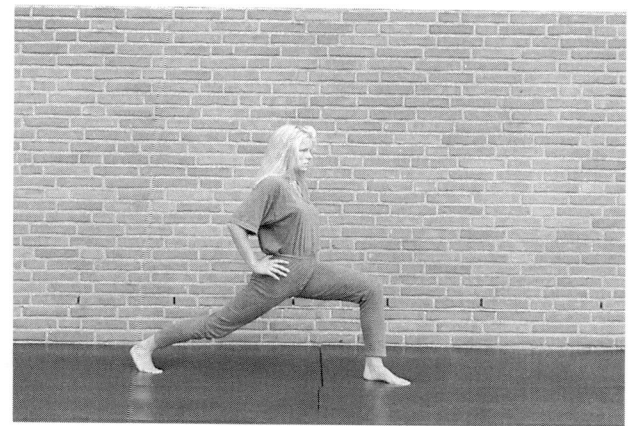

Grätschstand, Beine weit auseinander, Füße zeigen gerade nach vorn, das Becken ist aufgerollt, die Hände liegen an den Hüften. Den rechten Fuß nach rechts drehen und das rechte Knie im Winkel von 90 Grad einknicken. Nun das Knie über die Zehen nach vorn schieben und die linke Hüfte leicht zum Boden drücken. Diese Stellung etwa 30 Sekunden halten, nicht auf den Knien abstützen.
Dann langsam hochkommen und Seitenwechsel.

⊙ Je Seite dreimal je 30 Sekunden durchgeführt, dient diese Übung der Dehnung von Muskeln, Bändern und Sehnen des gesamten Beins.

Der Vogel pickt die Saat   Dehnung

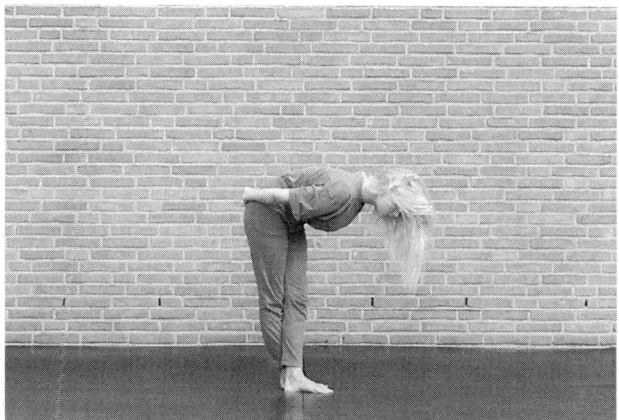

Gerade hinstellen, beide Beine nebeneinander, Becken aufgerollt. Den linken Fuß über den rechten Fuß so absetzen, daß Außenkante an Außenkante liegt. Die Arme auf den Rücken legen. Jetzt langsam den Oberkörper nach vorn beugen. Kein Hohlkreuz machen, Stirn zeigt zum Boden. Beide Beine durchgestreckt lassen. Bei Normalatmung etwa 30 Sekunden die Stellung halten.
Anschließend langsam aufrichten und Beinwechsel.
Dreimal je Bein je 30 Sekunden.

⊙ Dies dient der Dehnung der hinteren Muskulatur bis hin zum Gesäß.

Mit den Knien klemmen   Kräftigung

Auf dem Boden mit angezogenen, gespreizten Beinen sitzen, Becken aufgerollt, Füße auf dem Boden abgesetzt. Den rechten Unterarm zwischen die Knie stecken, so daß der Ellbogen am rechten Knie und die Hand am linken Knie liegt. Beim Ausatmen beide Knie gegen den Widerstand des Unterarms 10 Sekunden zusammendrücken. Dann wieder lockern und einatmen.
Beim Ausatmen wieder drücken.
Insgesamt fünfmal durchführen.
Dann die Arme um die Knie legen. Beim Ausatmen beide Knie gegen den Widerstand der Arme 10 Sekunden auseinanderdrücken. Zum Einatmen wieder lockern. Fünfmal üben.

⊙ Bei beiden Übungen werden die Oberschenkelinnenseiten gekräftigt.

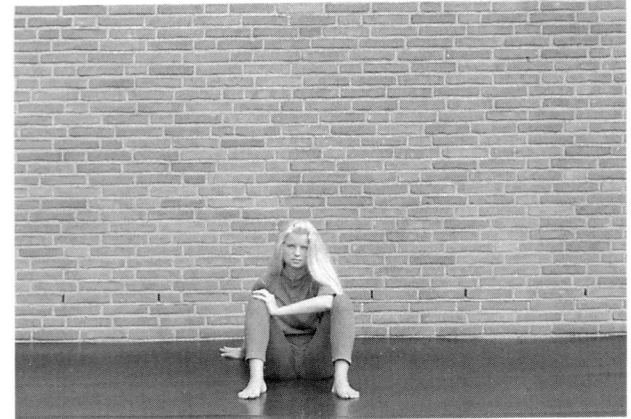

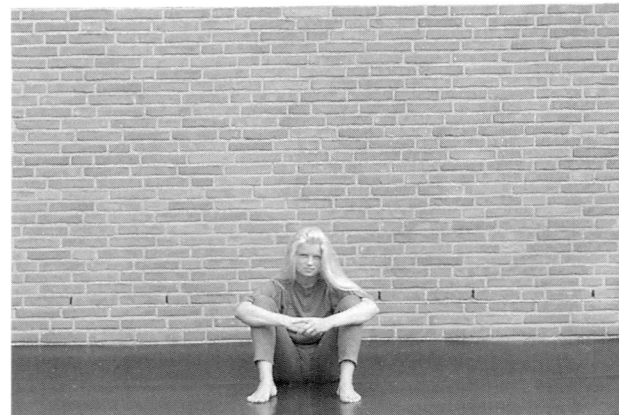

Waden, Fußgelenke, Zehen

小 腿

Die Wand verschieben

Vor eine freie Wand oder Tür mit einer Armlänge
Abstand stellen, Hände an die Wand drücken.
Das rechte Bein vor das linke stellen und im Knie
einknicken. Das linke Bein ganz gerade nach hinten wegsetzen, Ferse und Zehen auf einer Linie
nach vorn. Jetzt das rechte Knie über die Zehen
hinaus nach vorn Richtung Wand schieben, die
Ferse nicht anheben. Die Ferse des linken Beines
bleibt ebenfalls auf dem Boden, das Knie durchgedrückt. Das Becken ist aufgerollt, und die linke
Hüfte wird leicht mit nach vorn gedrückt. Normalatmung bei einer Minute Dehnung je Bein.

⊙ Der nun zu verspürende leichte Zug in der
Kniekehle, der Wade und der Achillessehne
des linken Beines ist beabsichtigt und zeigt an,
daß die Muskeln, Sehnen und Bänder jetzt
ohne Verletzungsgefahr gedehnt werden.

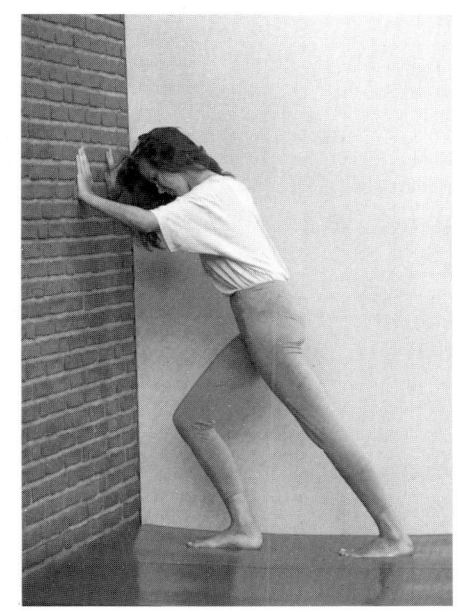

Die Sehne spannen   Dehnung

Auf das rechte Knie hinunterlassen, das linke Bein
weit nach vorn gestreckt auf die Ferse absetzen.
Das linke Knie durchdrücken und die Kniescheibe anziehen. Ausatmen und mit beiden Händen am linken Bein hinunterstreichen. Eine Hand
bleibt auf dem Schienbein liegen, die andere zieht
die Zehen des linken Fußes in Richtung Körper

an. Etwa 10 Sekunden die Stellung halten, dann
einatmen und wieder den Körper aufrichten.
Beinwechsel. Je Bein zweimal üben.

⊙ Es wird die Wadenmuskulatur genauso gedehnt wie die Achillessehne und die Bänder
und Sehnen des Knies.

95

Hoch und runter Kräftigung

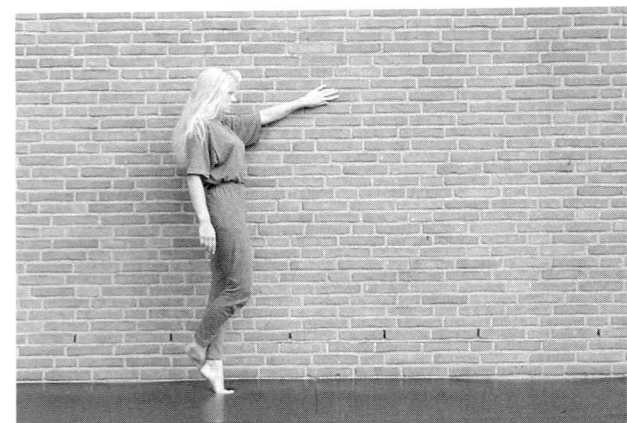

Aufrecht stehen, Becken aufgerollt. Mit der rechten Hand an einer Wand oder Stange festhalten. Das Gewicht auf das rechte Bein verlagern. Den linken Fuß mit dem Fußspann hinter den rechten Fuß, oberhalb der Ferse, an das rechte Bein legen. Nun langsam die rechte Ferse anheben, so hoch es geht, bis Sie nur noch auf den Zehen und Fußballen stehen. Dann wieder die Ferse langsam absenken, aber nicht aufsetzen, sondern wieder langsam anheben.
Insgesamt zwölfmal, dann Beinwechsel. Normalatmung. Jedes Bein zweimal.

⊙ Die Übung dient zur Streckung der Achillessehnen und zur Kräftigung der Waden.

Die tiefe Verbeugung
Kräftigung, Dehnung

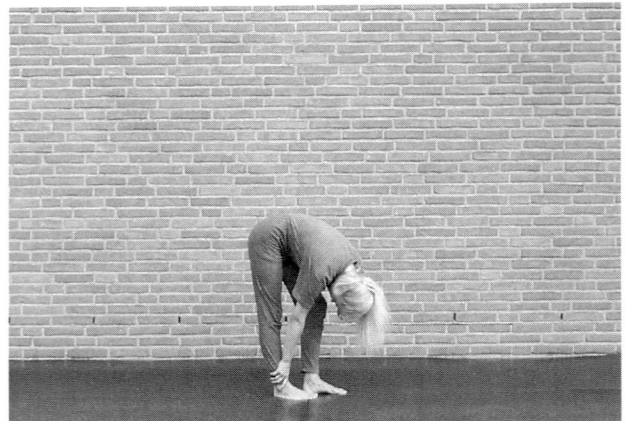

Aufrecht stehen, Füße leicht auseinander, Becken aufgerollt. Den rechten Fuß eine Fußlänge vor den linken setzen und im Knie einknicken. Das linke Bein bleibt gerade, Knie durchgedrückt und Kniescheibe hochgezogen. Ausatmen und langsam den Oberkörper zum gestreckten Bein herunterbeugen und etwa 10 Sekunden hängen lassen. Kopf senken, Kinn auf die Brust. Linkes Bein gestreckt halten.
Zum Einatmen langsam wieder hochkommen und Beinwechsel. Linken Fuß vorsetzen, rechtes Bein gestreckt. Gleiche Übung, gleiche Atmung. Dreimal je Bein.

⊙ Die Streckung dient der Dehnung und Kräftigung der Wadenmuskulatur und der Kniekehlen.

Nach den Füßen strecken

Auf dem Boden sitzend beide Beine gestreckt und zusammenhalten, Becken aufrollen. Ausatmen und den Körper nach vorn beugen. Die Arme strecken und mit den Händen die Zehen greifen. Diese dann in Richtung zum Körper ziehen. Die Knie bleiben durchgedrückt, die Kniescheiben hochgezogen. Stirn zeigt zu den Knien. Zum Einatmen wieder gerade hinsetzen.
Fünfmal vorbeugen, mit der richtigen Atemtechnik.

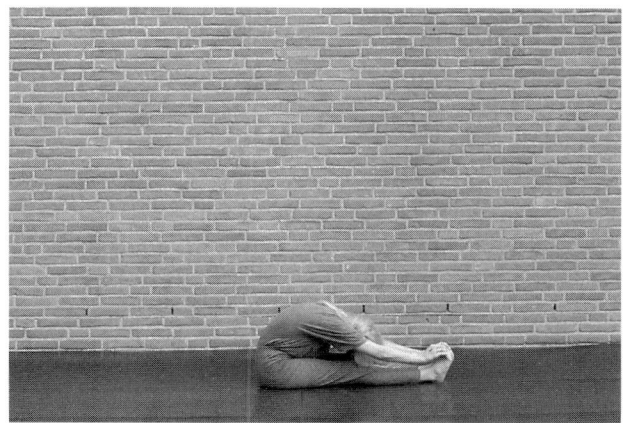

⊙ Sehnen, Bänder, Bein- und Rückenmuskeln werden gedehnt.

Bei all den bisher beschriebenen Übungen, die auch in der Krankengymnastik angewendet werden, sind Wirkungen auf Knochen, Wirbel, Gelenke, Sehnen, Bänder und Muskeln direkt beabsichtigt. Viele dieser Übungen helfen aber auch, organische Leiden und Schäden zu lindern. Deshalb sollten Sie die Übungen ausführen, die Ihnen am besten bekommen, die Schmerzen nehmen, ohne Schmerzen ausführbar sind oder Ihnen Entspannung bringen.
Am effektivsten ist es, mit Lockerungsübungen zu beginnen, dann Dehnungs- und Kräftigungsübungen folgen zu lassen, um mit Lockerungs- und Entspannungsübungen das Training zu beenden.
Beim Üben sollten Spannung und Entspannung den gleichen Wert und Zeitaufwand haben, denn nur ein Muskel, der nach der Anspannung auch entspannt wird, kann wachsen und gestärkt werden.

Allgemeine Krankheiten

疾病防治

Die folgenden Übungen dienen Ihrem allgemeinen Wohlbefinden bzw. Ihrem allgemeinen Gesundheitszustand. Viele der vorigen Übungen wirken auch auf die verschiedensten inneren Organe und mildern oder beheben Krankheiten. Viele der nun folgenden Übungen wirken auch auf Muskeln, Sehnen und Knochen.

Stirn- und Nasenhöhlen

鼻子前额

Die Himmelstrommel schlagen

Mit den Handballen die Ohren bedecken. Der Zeigefinger jeder Hand liegt auf dem entsprechenden Mittelfinger. Jetzt die Zeigefinger von den Mittelfingern herunterschnippen, so daß sie gegen den Hinterkopf schlagen. Der dabei im Kopf zu hörende Ton erinnert an eine Trommel. 25mal ausführen. Normal durch die Nase ein- und durch den Mund ausatmen.

Die Reinigung mit Trommelschlag

Sitzposition einnehmen. Augen geschlossen. Die Arme mit leicht geöffneten Händen nach oben strecken. Mund geschlossen und Speichel sammeln (Zunge hin- und herbewegen und dabei den Speichel umwälzen) und hinunterschlucken. Nun die rechte Handfläche auf das rechte Ohr legen. Die Ohrmuschel dabei fest gegen den Kopf drükken. Die gestreckten Finger liegen auf dem Hinterkopf. Jetzt den Zeigefinger auf den Mittelfinger legen und von diesem herunter kräftig gegen den Kopf schnippen. Der schon bekannte Ton ist zu hören.

Zwölfmal kurz hintereinander trommeln. Anschließend mit der linken Hand auf der linken Seite genauso verfahren.

Nicht vergessen, den Speichel zu sammeln und zu schlucken, denn bei beiden Übungen werden Schlackenstoffe gelöst und mit dem Speichel fortgeschwemmt und natürlich ausgeschieden.

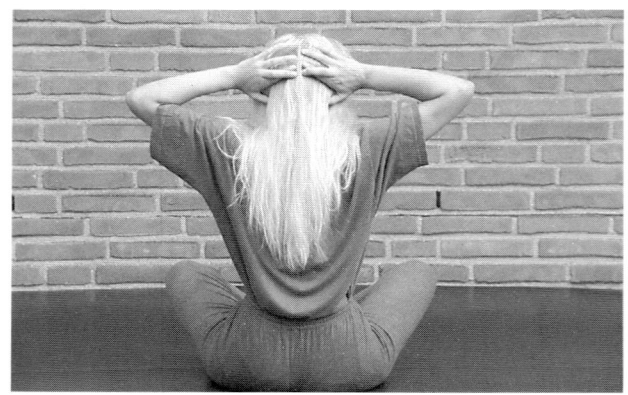

Schlafstörungen

失 眠

Der springende Tiger

Aufrecht stehen mit leicht gespreizten Beinen, einen Fuß etwas vor den anderen gesetzt. Oberkörper nach vorn beugen, Kopf senken und zur Seite drehen. Gleichgewicht halten und nur so weit drehen, wie es ohne Anstrengung und Schmerzen möglich ist. Fäuste ballen, Arme nach unten strekken (der Tiger, der zum Sprung ansetzt). Oberkörper langsam aufrichten, Kopf nach vorn drehen, gleichzeitig die Arme mit geschlossenen Fäusten bis etwas über Kopfhöhe heben.

Atmung: Durch die Nase tief einatmen beim Beugen, Atem anhalten bei gestreckten Armen.

Nach dem Aufrichten den angehaltenen Atem verschlucken. Bei geschlossenem Mund Schluckbewegungen machen. Jetzt die Fäuste öffnen, die Finger spreizen (Krallenhände) und durch den geöffneten Mund den Atem ausstoßen.

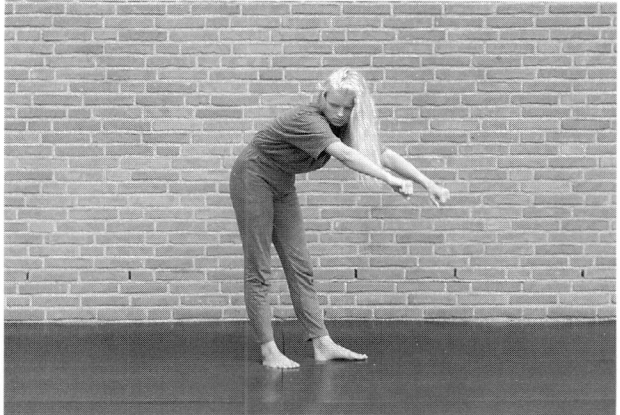

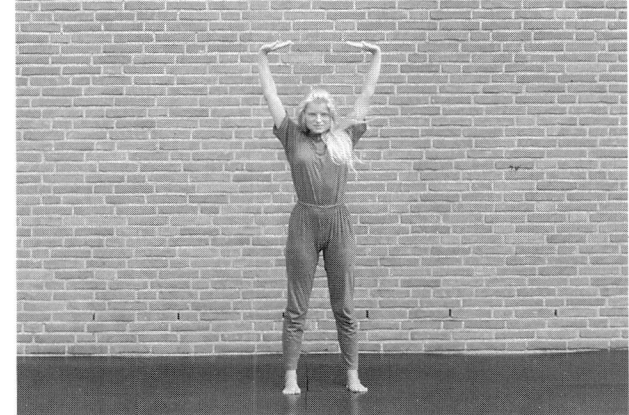

Herz und Kreislauf

心脏血循环

Die folgenden Übungen, vor dem Essen ausgeführt, wirken belebend auf den Kreislauf, daher auch bei Herz- und Kreislaufbeschwerden. Das Einatmen und das Anspannen der Muskeln wecken einen Reiz im sympathischen Nervensystem, was wiederum fördernd auf die Herztätigkeit wirkt. Das Ausatmen und das Lockerlassen der Muskeln geben einen Reiz ins parasympathische Nervensystem, was bremsend und hemmend auf die Herztätigkeit wirkt. Ist beides im Gleichgewicht, arbeitet das Herz normal.

Den Körper stemmen

Ganz gerade und aufrecht hinsetzen, am besten auf einen Stuhl mit gerader Rückenlehne. Füße locker auf den Fußboden absetzen, Beinmuskulatur entspannen, Handflächen links und rechts auf die Sitzflächen legen. Jetzt mit den Händen abwechselnd je sechsmal links und rechts fest auf die Fläche drücken, als wolle man sich hochstemmen, aber nicht wirklich hochkommen.

Atmung: Durch die Nase normal einatmen und drücken, kräftig durch den Mund den Atem ausstoßen und lockerlassen.

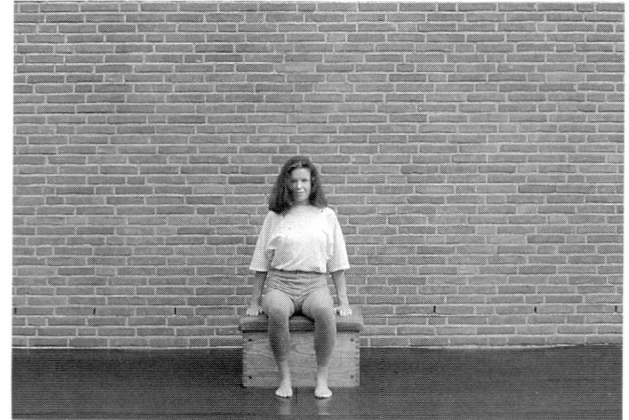

Eine Schale Reis hochhalten

Aufrecht sitzen, Füße locker aufsetzen, Beinmuskulatur entspannen. Arme abwechelnd senkrecht nach oben strecken, Handflächen flach, mit der Innenseite nach oben, so als wollten Sie mit der Handfläche eine Schale mit Reis hochheben. Je sechsmal links und rechts.
Atmung: Durch die Nase normal einatmen und Arm strecken; kräftig durch den Mund den Atem ausstoßen und lockerlassen.

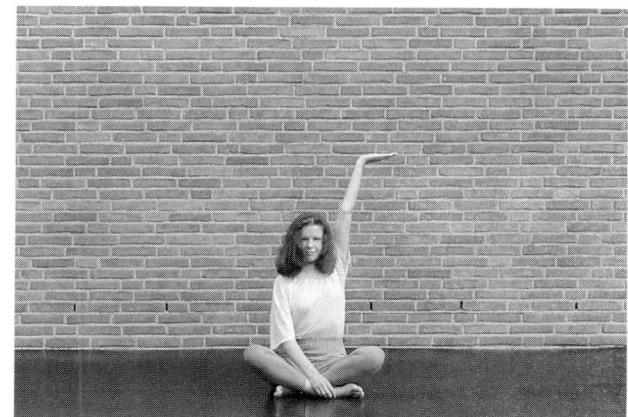

Den Lauf bremsen

Auf dem Boden sitzend das linke Bein anziehen, das linke Knie mit beiden Händen umfassen und siebenmal fest zusammenpressen.
Atmung: Einatmen beim Beinanziehen, Luft anhalten und Knie pressen. Beim Lockerlassen durch den Mund ausatmen.

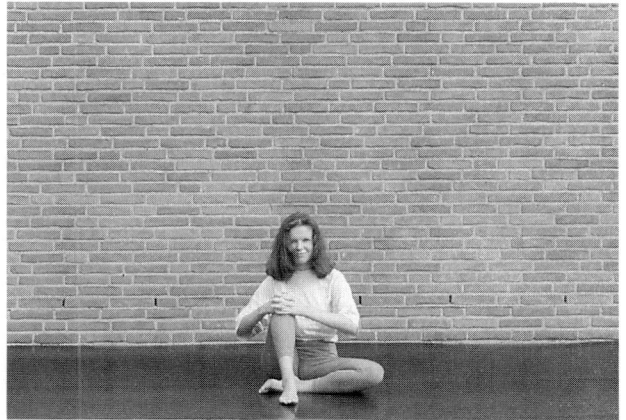

Leber und Galle

肝胆囊

Die Organe wecken

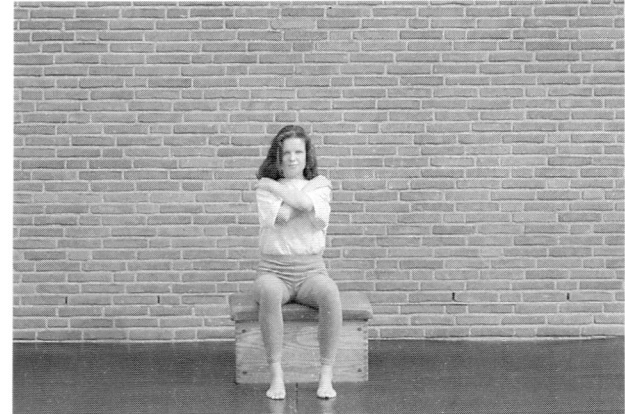

Am besten führen Sie die Übung frühmorgens direkt nach dem Aufwachen auf dem Bettrand sitzend aus. Die rechte Hand liegt auf der linken und die linke Hand auf der rechten Schulter. Abwechselnd links und rechts je dreimal fest zudrücken, dabei den Atem aus dem Körper herauspressen. Beim Lockerlassen tief einatmen.
Vorteilhaft ist es, die Übung am Abend vor dem Schlafengehen zu wiederholen.

Den Körper heben

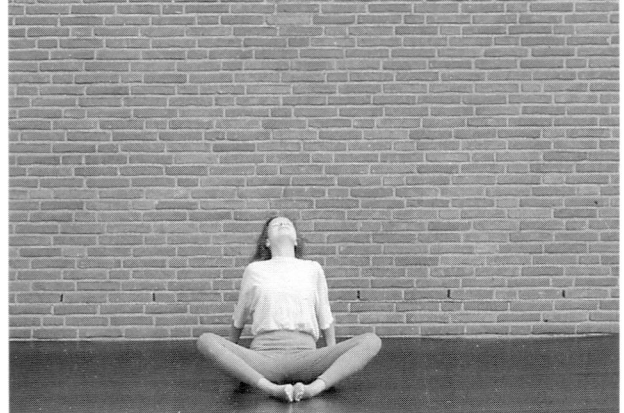

Auf den Boden setzen. Die Beine anziehen, die Fußsohlen aneinander stellen, die Knie auseinanderdrücken. Die Handflächen neben dem Gesäß auf dem Boden ablegen. Fünfmal hintereinander tief einatmen und dabei den ganzen Oberkörper nach oben strecken, Gesicht zur Decke richten. Beim Ausatmen den Oberkörper in sich zusammenfallen lassen.
Morgens und abends ausführen.

Verdauungsstörungen

肠胃不好

Diese Übungen führen Sie am besten nach jedem Essen durch, um die Verdauung anzuregen und zu unterstützen.

Die reine Klarheit

Aufrecht stehen, Beine leicht auseinander, Bekken aufgerollt, Wirbelsäule entlastet. Den linken Arm zur linken Seite herausstrecken. Stellen Sie sich vor, Sie hielten einen Bogen in der Hand. Der Kopf dreht sich mit nach links. Der rechte Arm wird angehoben und liegt parallel zum linken in Schulterhöhe. Ober- und Unterarme bilden mit den Schultern eine Ebene. Stellen Sie sich vor, Sie würden einen Pfeil auf den Bogen legen.

Nun, beim Einatmen, den imaginären Pfeil mit der rechten Hand nach rechts ziehen und den Bogen spannen. Arme immer noch in Schulterhöhe. Jetzt ausatmen und den Pfeil loslassen und ihn die ganze Zeit beobachten.

Danach Seitenwechsel. Pro Seite fünfmal.

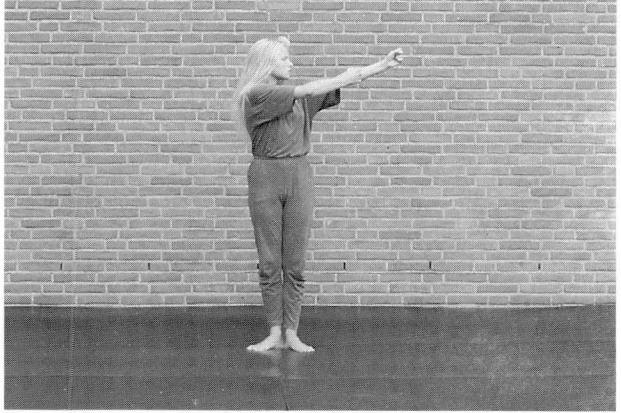

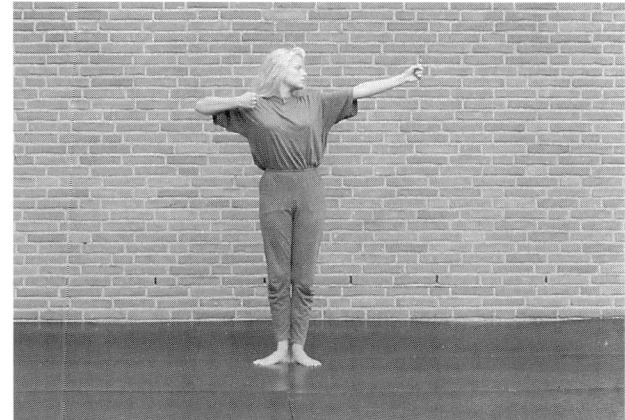

Die kleine Kälte

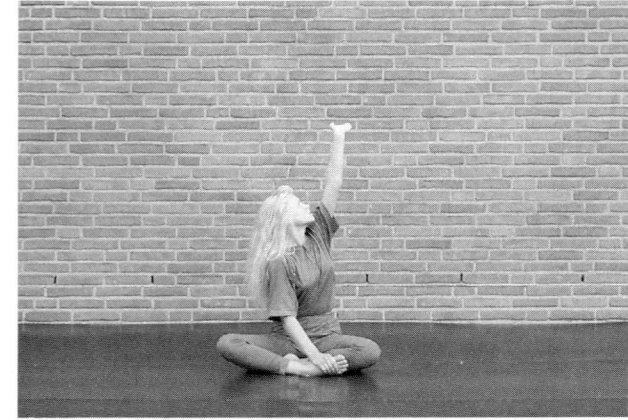

Schneidersitz, die linke Hand umfaßt den rechten Fuß, die rechte Hand wird mit der Handfläche nach oben gestreckt, als würden Sie eine Schale mit Reis hochheben. Dabei den Kopf so zur Seite legen, daß Sie zur rechten Hand hochblicken können. Eine Minute diese Stellung halten. In dieser Zeit achtmal ein- und ausatmen, leicht und flach, durch die Nase ein- und durch den Mund wieder ausatmen. Danach Seitenwechsel: Die rechte Hand umfaßt den linken Fuß, der linke Arm, mit der Handfläche nach oben, wird gestreckt, Kopf zur Seite neigen und zur Hand nach oben blicken. Wieder innerhalb einer Minute achtmal flach atmen.

Fünfmal von einer Seite zur anderen wechseln.

Funktionsstörungen von Milz und Magen

脾 脏 胃

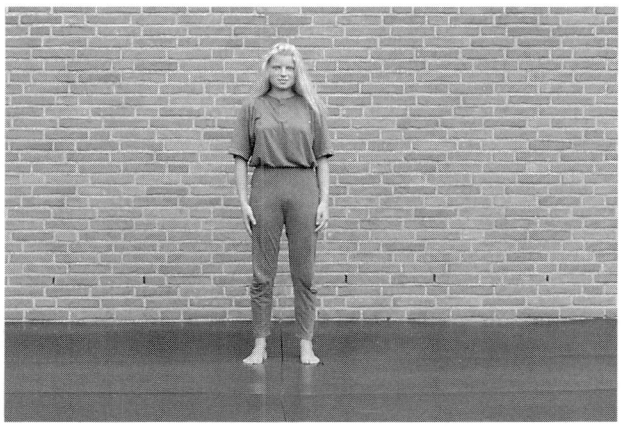

Das Spiel des Bären

Füße schulterbreit auseinander, Beine gestreckt, Arme hängen locker neben dem Körper. Fünfmal tief ein- und ausatmen, dabei in den Hüften und Leisten schwingen.

Dann leicht das rechte Knie beugen und die rechte Schulter nach vorn unten drücken, aber den Arm lockerlassen. Gleichzeitig die linke Schulter etwas zurücknehmen und die linke Hand leicht anheben.

Dann das linke Knie leicht beugen und die linke Schulter nach vorn unten drücken, den Arm aber lockerlassen. Gleichzeitig die rechte Schulter etwas zurücknehmen und die rechte Hand leicht anheben.

Während der Übung normal atmen und auf den Punkt unmittelbar unter dem Bauchnabel konzentrieren.

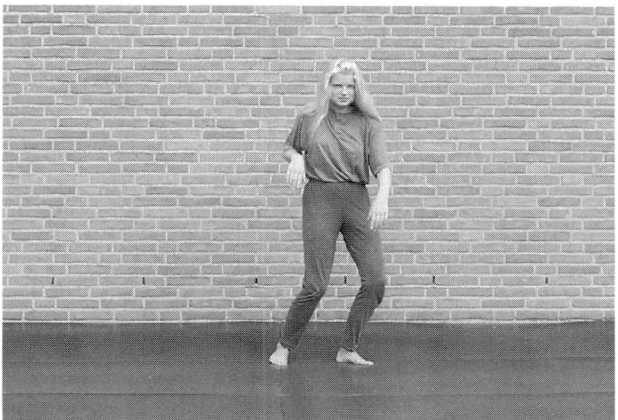

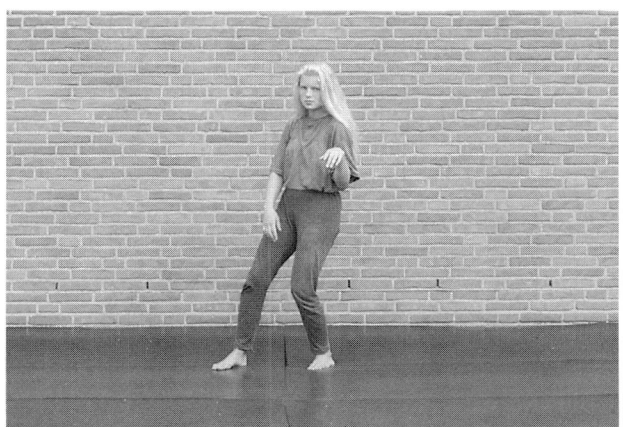

Eine Hand heben

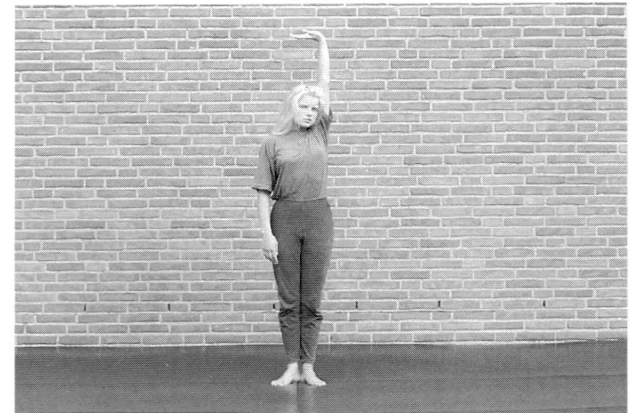

Locker stehen, Beine gerade, Füße mit den Hakken aneinander, Zehen leicht nach außen gestellt, Becken aufgerollt, Wirbelsäule entlastet. Die Arme hängen locker nach unten neben dem Körper. Die linke Hand wird im Handgelenk angewinkelt, Handwurzel durchgedrückt. Die Handfläche weist zum Boden, Finger aneinander.
Nun langsam, mit dem Einatmen durch die Nase, den linken Arm seitlich anheben und bis über den Kopf gestreckt hochführen. Der Arm dreht sich dabei so, daß die Finger nach rechts zeigen, die Handfläche weist nach oben. Gleichzeitig wird die rechte Hand nach unten gestreckt, mit der Handfläche nach hinten, Finger zum Boden. Langsam, mit dem Ausatmen durch den Mund, wird der linke Arm im Halbkreis wieder seitlich nach unten geführt und zum Boden gestreckt. Die Handfläche weist nach hinten. Währenddessen biegt sich die rechte Hand im Handgelenk mit durchgedrückter Handwurzel, Innenseite nach unten und Finger fest aneinander. Wieder einatmen und langsam den rechten Arm seitlich im Halbkreis über den Kopf führen. Der Arm bleibt gestreckt, und die Finger weisen nach links. Die Handfläche zeigt nach oben.
Zum Ausatmen wieder den Arm gestreckt im Halbkreis nach unten führen.

⊙ Die Übungen können beliebig oft wiederholt werden, denn sie verbessern die Verdauung, machen die Gelenke beweglicher und stärken die Funktion von Magen und Milz.

Durchblutung der Haut

表 皮

Das Gesicht reiben

Im Schneidersitz auf dem Boden sitzen. Die Handflächen aneinanderreiben, bis sie heiß werden. Dann mit den erwärmten Händen 20- bis 30mal über das Gesicht reiben: Stirn, Schläfen, Wangen, unter den Augen, über die Nasenflügel und auch über den Hals und den Nacken.

◉ Dadurch wird die Durchblutung der Haut angeregt, und sie wird elastisch gehalten. Doch Vorsicht, bei Ekzemen, Furunkeln, Akne und Geschwüren sollten Sie die Übung nicht ausführen.

Stoffwechselstörungen

代 謝 病

Strampeln

Auf dem Bauch liegend die Arme nach vorn ausstrecken. Die Hände aufrecht stellen, Handwurzel vordrücken, als würden Sie sich gegen die Wand stemmen. 24mal hintereinander ausführen. Dabei, die Beine in den Kniekehlen abgewinkelt, strampeln. Normalatmung. Beine danach ablegen und bequem hinlegen (Seit- oder Rückenlage ist auch möglich) und tief und ruhig durchatmen, bis sich der Atem beruhigt hat.

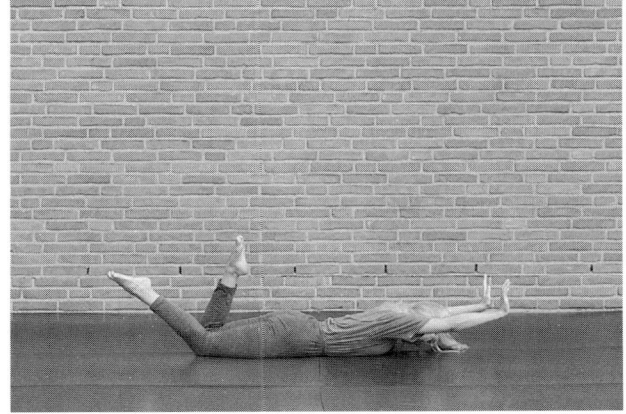

Trippelschritt

In die Hocke gehen und den rechten Fuß mit der rechten Hand umfassen und ruhig einatmen. Nun gleichzeitig mit Fuß und Hand einen kleinen Schritt nach vorn ausführen, dabei den Kopf nach rechts drehen und ausatmen. Dasselbe anschließend mit links.
Insgesamt 24 Schritte im Wechsel.
Es ist nicht nötig, große Schritte zu machen, nur auf die Bewegung und das Gleichgewicht kommt es an.

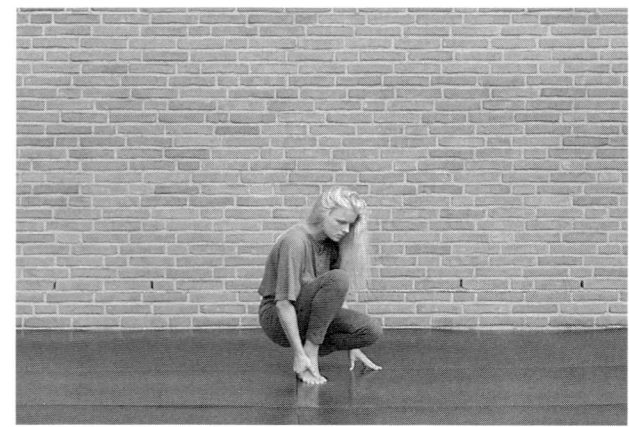

Zum Himmel strecken

Schneidersitz auf dem Boden mit nach oben gestreckten Armen. Hände geöffnet und leicht nach oben gebogen. Speichel sammeln, Arme senken und Speichel hinunterschlucken.
Einatmen beim Sammeln des Speichels, ausatmen nach dem Verschlucken. Zwölfmal ausführen.

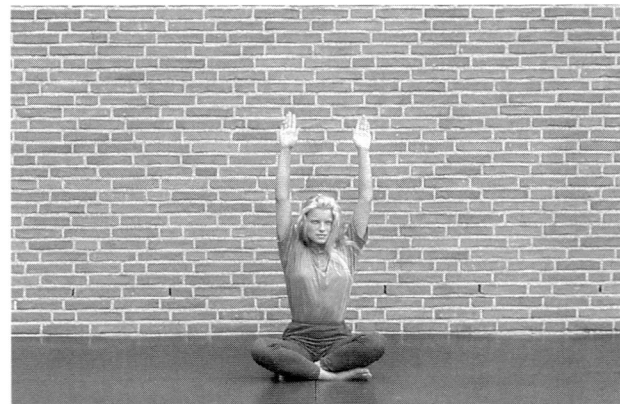

Nichts hören

Schneidersitz, Handflächen auf die Ohren, dabei nach rechts und links schaukeln, ohne aus dem Gleichgewicht zu kommen.
Zwölfmal zu jeder Seite. Atmung: Nach rechts einatmen, nach links ausatmen. Atem- und Schaukelrhythmus sind gleich.

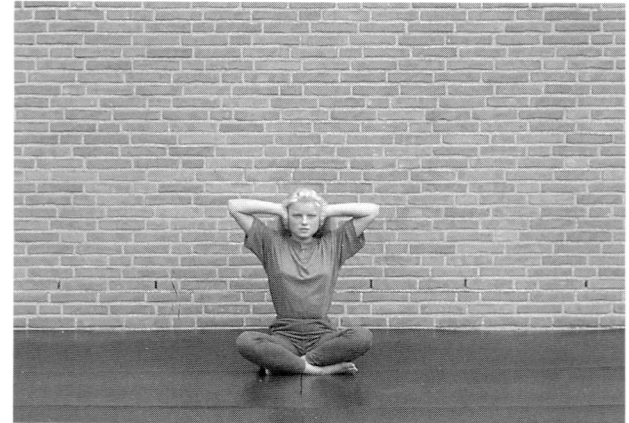

Nierenleiden

肾脏　腰痛

Die Hitze spüren

Schneidersitz, Oberkörper locker, Muskeln entspannt. Handflächen aneinanderreiben, bis sie warm sind. Dann auf die Nierengegend legen. 36mal fest hintereinander zudrücken und lockerlassen. Beim Zudrücken ausatmen, beim Lockerlassen einatmen. Aber langsam und gleichmäßig.

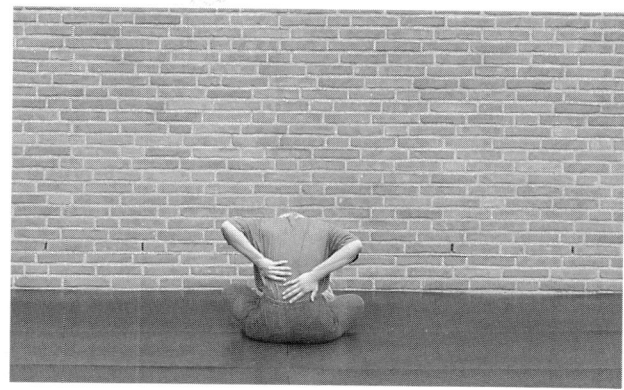

Anschließend Hände ineinander verschränken und auf dem Bauch über den Nabel legen. 36mal leicht zudrücken. Beim Zudrücken ausatmen, beim Lockerlassen einatmen.

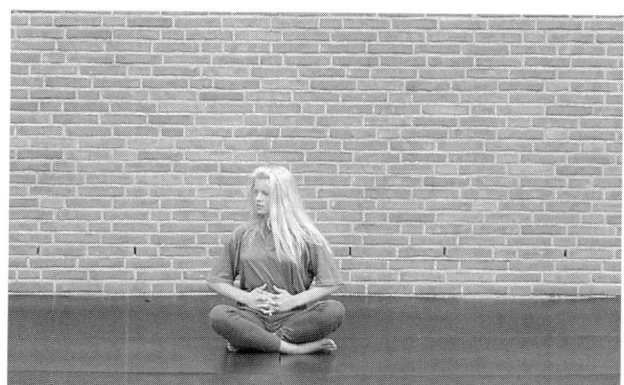

Wie ein Vogel fliegen

Auf den Bauch legen, Arme neben dem Körper, Handflächen nach oben. Entspannen. Dann Arme und Beine gleichzeitig ruckartig vom Boden heben, als wollten Sie wie eine Vogel fliegen. Fünfmal anheben. Atmung: In der Entspannung einatmen, beim Hochreißen der Arme und Beine ausatmen.

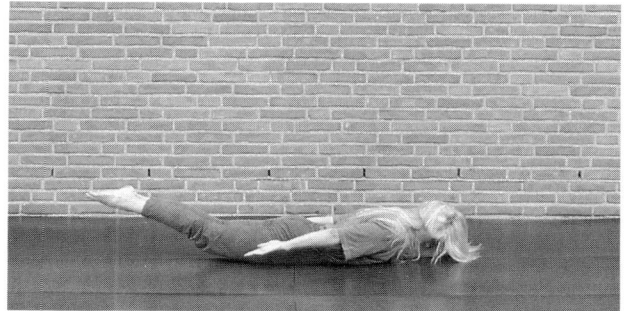

Der Herbstanfang

Auf einen Hocker setzen. Handflächen ruhen links und rechts neben den Oberschenkeln auf der Sitzfläche. Jetzt den Körper zusammensinken lassen, dabei ausatmen. Wenn alle Luft heraus ist, kurz ohne Luft bleiben und Muskeln anspannen, dabei bis fünf zählen. Dann Muskeln rasch entspannen und tief einatmen.

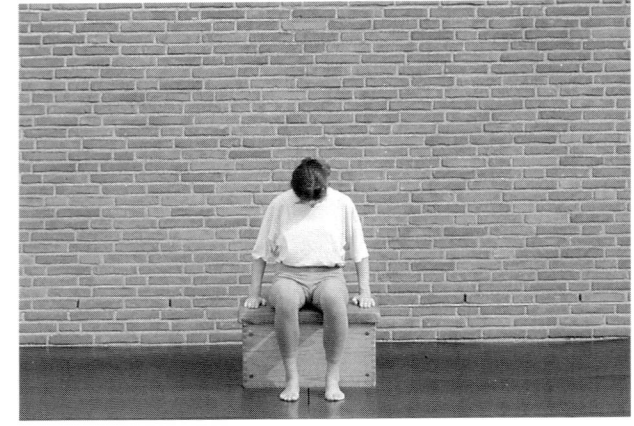

Hexenschuß

Die Schlange

Flach auf den Bauch legen, Hände unter den Schultern. Jetzt schlangenförmig hin- und herbewegen, ohne nach vorn zu rutschen. Dann den Kopf anheben, jedoch nicht in den Nacken legen. Oberkörper anheben, indem Sie sich mit den Händen vom Boden abstützen. Zum Abschluß rollen Sie sich wie eine Schlange auf dem Boden zusammen. Anschließend auf den Rücken legen, Arme locker neben den Körper mit den Handflächen zum Boden. Becken aufrollen. Dann die Zehen ausstrecken und anziehen, zehnmal in schnellem Rhythmus. Danach mit den Füßen kreisende Bewegungen machen. Normal ein- und ausatmen.
Üben Sie nicht bei geschädigter Wirbelsäule, da ein Hohlkreuz entsteht.

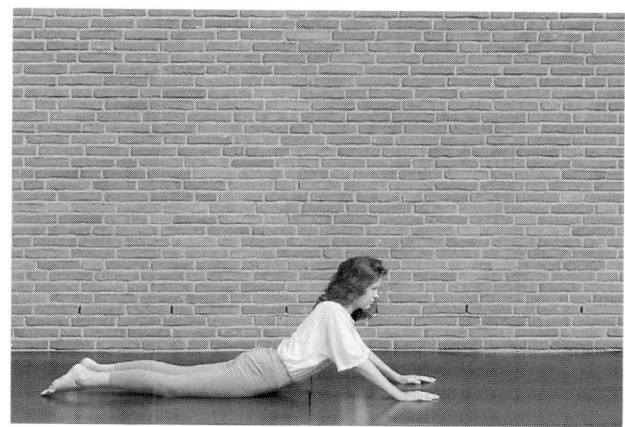

Die Brücke

Hinstellen und mit dem Rücken an eine Wand lehnen. Mit den Händen nach oben über die Schultern greifen und die Handflächen gegen die Wand stützen. Fingerspitzen nach unten. Jetzt mit den Füßen zentimeterweise von der Wand nach vorn rutschen. Aber nicht zu weit. Hierbei entsteht ein Hohlkreuz, daher Vorsicht bei Wirbelsäulenschaden. Das Gleichgewicht muß gehalten werden. Normalatmung. Zum Abschluß gerade und mit leicht gespreizten Beinen hinstellen. Oberkörper und Arme zehn Atemzüge lang nach vorn „baumeln" lassen. Die Wirbelsäule entspannen.

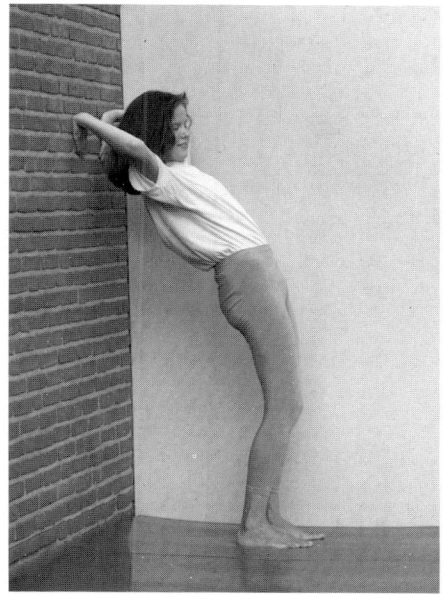

Über den Schatten schreiten

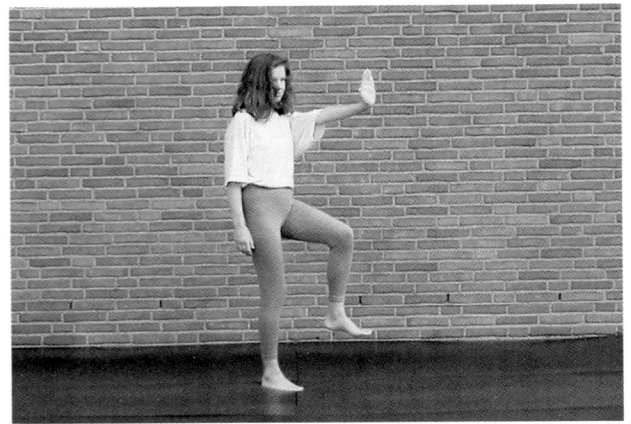

Aufrecht stehen, Füße parallel, Arme locker neben dem Körper herabhängen lassen. Nun einatmen und das linke Bein im Knie anwinkeln und anheben, Fuß gerade mit der Sohle nach unten. Gleichzeitig den linken Arm heben, Oberarm in Brust- bis Schulterhöhe, Unterarm nach oben abgewinkelt mit stehender Hand, Handfläche nach vorn und Handwurzel herausgedrückt. Den Atem anhalten, in Gedanken durch den Körper kreisen lassen und bis fünf zählen. Dann, beim Ausatmen, das angehobene Bein einen Schritt nach vorn absetzen und den linken Arm sinken lassen. Anschließend Ausführung mit der rechten Seite.
Achten Sie bei dieser Übung darauf, daß Sie mit der Hand und dem Schrittbein einen leichten Druck nach vorn ausüben. Die Übung kann so lange wiederholt werden, bis etwaige akute Schmerzen aufhören. Zur Vorbeugung beidseitig zwölf Schritte.

Den Himmel stützen

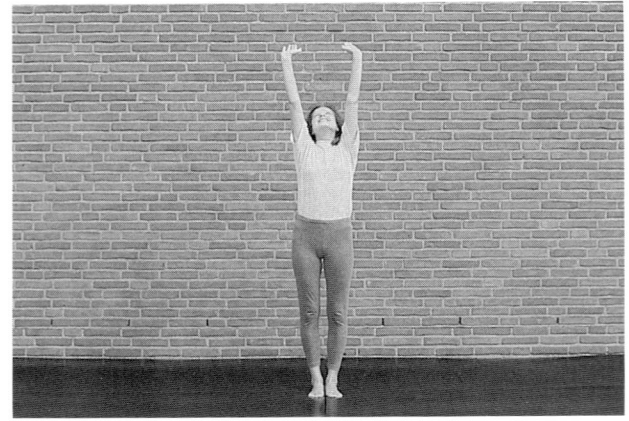

Aufrecht stehen, Füße parallel, Arme locker neben dem Körper herabhängend. Nun den Körper so weit wie möglich nach hinten beugen, aber das Becken aufgerollt halten. Trotzdem auf Hohlkreuz achten. Den Kopf leicht in den Nacken legen und beide Arme gerade nach oben strecken, Handflächen nach oben, Handwurzel herausgedrückt. Langsam durch die Nase einatmen und die Luft in den Bauch sinken lassen, anhalten und bis fünf zählen. Dann stoßartig und rasch durch den Mund ausatmen. Fünfmal hintereinander in dieser Stellung die Atmung ausführen.

Rheuma

风痹

Bei Rheumaerkrankungen dreimal am Tag bei fünf Wiederholungen.

Wenn die Kälte aufhört

Wenn auf kaltes Wetter warmes folgt.
Schneidersitz auf dem Boden oder im Sessel sitzen, die gefalteten Hände locker in den Schoß legen. Körper nach rechts drehen und einatmen. Nur so weit drehen, wie es ohne Anstrengung möglich ist. Jetzt die Hände kräftig zusammenpressen und kräftig ausatmen. Hände lockern, den Körper nach links drehen und dabei wieder einatmen. Danach erneut die Hände zusammenpressen und den Atem nach links ausstoßen.

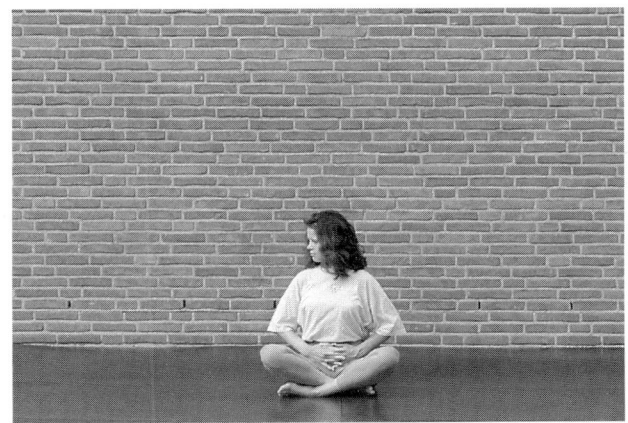

Das Ende der Hitze

Wenn auf warmes Wetter kaltes folgt.
Schneidersitz oder im Sessel sitzen. Beide Hände werden auf den Rücken in Höhe der Nieren gelegt oder etwas höher in Richtung Schulterblätter. Wenn es mit den Handflächen nicht geht, dann versuchen Sie die Handrücken aufzulegen. Nun, bei lockerer und gleichmäßiger Atmung, siebenmal leicht gegen den Rücken klopfen. Kopf hochhalten.

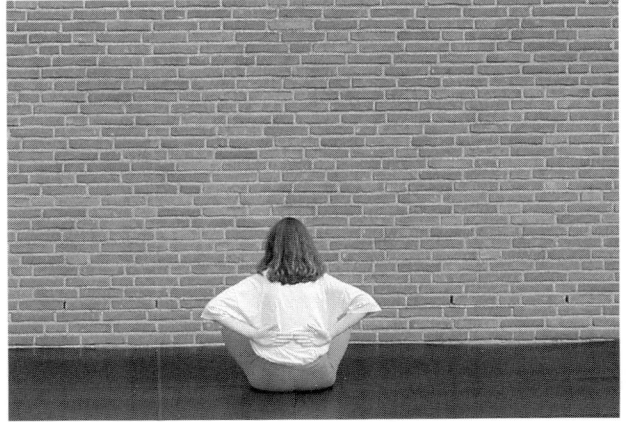

Beides hilft auch bei Muskelverspannungen. Die erste löst Verspannungen in Armen und Schultern, die zweite in Rücken und Beinen.

Der Tiger verläßt vorsichtig sein Versteck

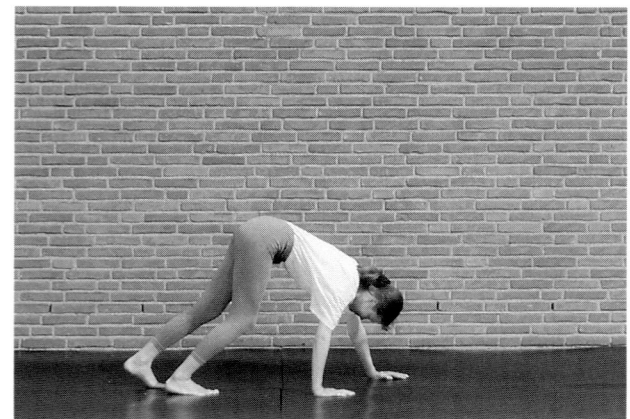

Langsam auf alle viere herunterlassen, d. h. auf die Handflächen, Fußsohlen fest auf dem Boden lassen. Nun auf Händen und Füßen zwölf Schritte vorwärts und zwölf rückwärts bewegen. Die Atmung sollte ruhig und gleichmäßig sein.
Vielleicht meint man, daß das doch recht kindisch aussehe, jedoch verspürt man tatsächlich bald eine Lockerung der Muskeln und Gelenke von Ober- und Unterkörper, und die Übung wirkt stärkend. Der Rücken sollte durch Aufrollen des Beckens, vielleicht unterstützt durch Baucheinziehen, gerade gehalten werden, nicht durchhängen lassen.

⊙ Diese Übungen dienen zur Vorbeugung gegen Rheuma und zur Lockerung und Entspannung bei rheumatischen Anfällen.

Bronchitis

支气管炎

Der Blasebalg

Schneidersitz, die linke Hand aufs linke Knie gestützt, die rechte umfaßt den linken Ellbogen locker, dabei einatmen. Dann den Druck verstärken und den Atem restlos ausströmen lassen, dabei jedoch nicht zusammensacken. Fünfmal hintereinander ein- und ausatmen. Danach Seitenwechsel auf rechts und wieder fünfmal drücken und atmen.

Anschließend beide Hände auf die Knie stützen und gestreckt halten. Den Kopf langsam und locker nach hinten in den Nacken legen und einatmen, langsam wieder den Kopf nach vorn senken und ausatmen. Fünfmal üben.

Nun den Kopf auf Normalhöhe halten und ruhig und gleichmäßig fünfmal hintereinander ein- und ausatmen. Dabei nach jedem Einatmen den Atem für ein paar Augenblicke anhalten, dann dreimal schlucken. Stellen Sie sich dabei vor, wie der Atem im Körper bis unter den Nabel hinabsinkt.

Nun aufgepaßt: gleichzeitig lockerer Griff an den Ellbogen, Kopf nach hinten neigen und einatmen; fester Griff, Kopf nach vorn senken und dabei ausatmen. Fünfmal hintereinander mit beiden Ellbogen üben.

Üben Sie einmal am Tag, morgens gleich nach dem Aufstehen.

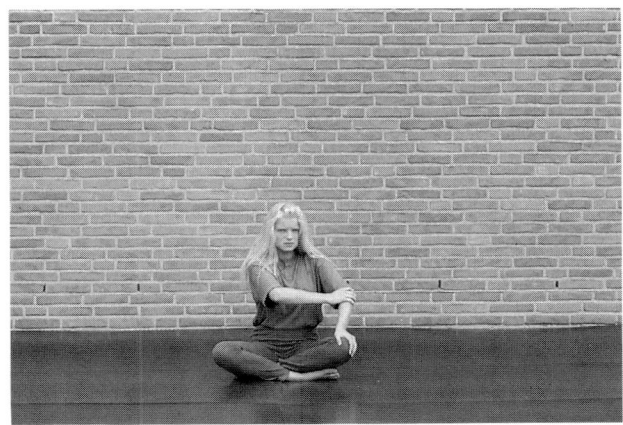

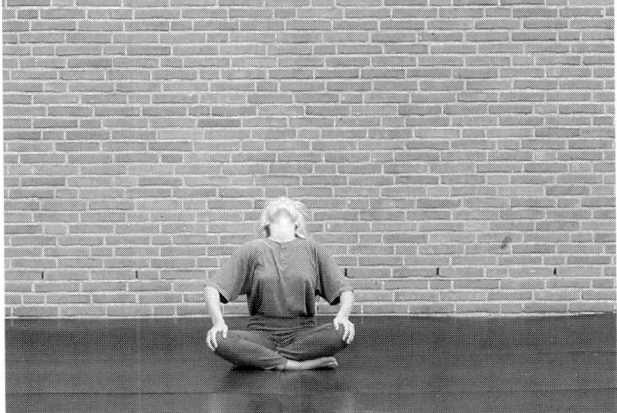

⊙ Die Schlackenstoffe, die sich in den Bronchien befinden, werden abtransportiert und ausgeatmet. Die Bronchien werden elastisch.

Sehnenentspannung
肌腱

Die Sehnen spannen

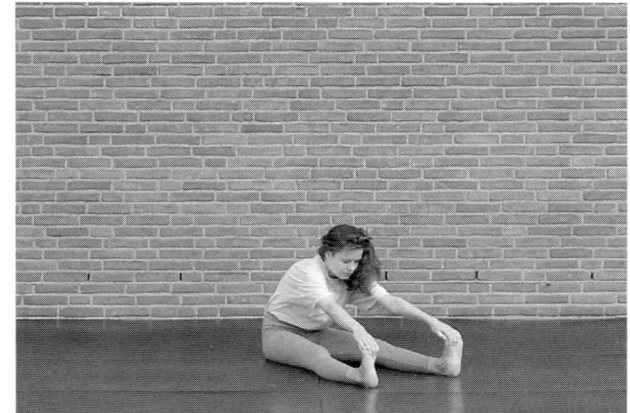

Auf den Boden setzen, beide Beine so weit wie möglich auseinanderspreizen und strecken. Der rechte Arm wird zum rechten Fuß gestreckt, die Hand faßt die Fußspitze und zieht sie zum Körper. Die linke Hand verfährt mit dem linken Fuß ebenso. Die Beine bleiben gestreckt, die Knie durchgedrückt, nicht beugen. Oberkörper und Kopf so weit wie möglich je zwölfmal nach links und rechts ohne Anstrengung drehen. Normalatmung. Danach Körper und Kopf jeweils sechsmal zum rechten und zum linken Bein beugen und dabei ausatmen. Wirbelsäule gut rund machen. Alle Bewegungen langsam und ruhig im Ein- und Ausatemrhythmus.

In die Schlaufe treten

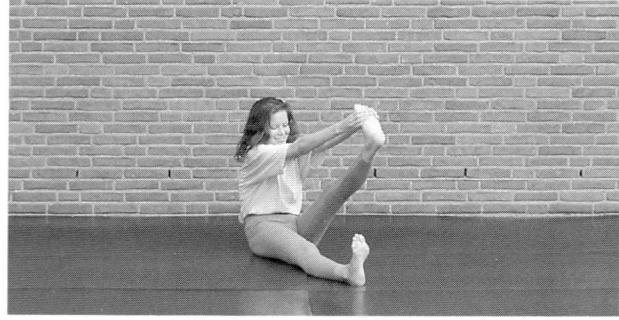

Auf den Boden setzen. Mit den Händen eine Schlaufe bilden und nach vorn beugen. Den linken Fuß heranziehen und in die Hände stecken und fünfmal kräftig zutreten. Das Bein beim Treten aber in der Luft halten. Dann auf der rechten Seite dasselbe. Aufpassen und Gleichgewicht halten. Abwechselnd jedes Bein fünfmal.
Atmung: Beim Anziehen des Fußes einatmen, beim Zutreten kräftig durch den Mund ausatmen, um den Tritt zu unterstützen.
Danach beide Beine nach vorn strecken. Die Hände stützen den Körper rechts und links auf dem Boden ab. Langsam und tief einatmen, den

Atem anhalten und bis zwölf zählen, ausatmen und die restliche Luft kräftig ausstoßen. Zum Abschluß mit massierenden Strichen, nicht zu fest, vom Bauch über die Oberschenkel bis hinab zu den Füßen streichen. Fünfmal hintereinander bei Normalatmung.

Stärkung des Bindegewebes, Krampfadern vorbeugen

结缔组织

Die Luft treten

Auf das linke Bein knien, Oberkörper aufrichten, Becken aufgerollt halten, Kopf gerade. Jetzt beide Arme kräftig nach hinten ausstrecken, einen Augenblick so bleiben, dann ruckartig mit dem rechten Fuß nach vorn treten.
Atmung: Beim Zurückstrecken der Arme einatmen; schneller Ausatemstoß beim Treten. Dreimal hintereinander, dann wechseln und dreimal mit links treten.
Zum Abschluß in den Schneidersitz niederlassen, Arme, Oberkörper und Kopf locker nach vorn hängen lassen. Dabei etwa eine Minute tief und ruhig durchatmen.

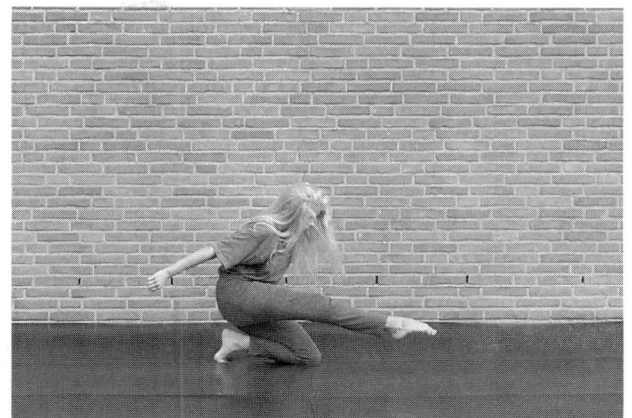

Den Himmel hochstemmen

Sitz auf einem Hocker, die Füße stehen leicht auf dem Boden auf. Beide Arme heben, mit den Handflächen nach oben, dabei einatmen, den Atem anhalten und mit den Armen drei kurze, ruckartige Stöße nach oben ausführen, als wollten Sie einen schweren Gegenstand hochstemmen. In Gedanken den angehaltenen Atem durch den Körper kreisen lassen. Dann Arme sinken lassen und ausatmen.
Diese Übung sechsmal hintereinander ausführen.

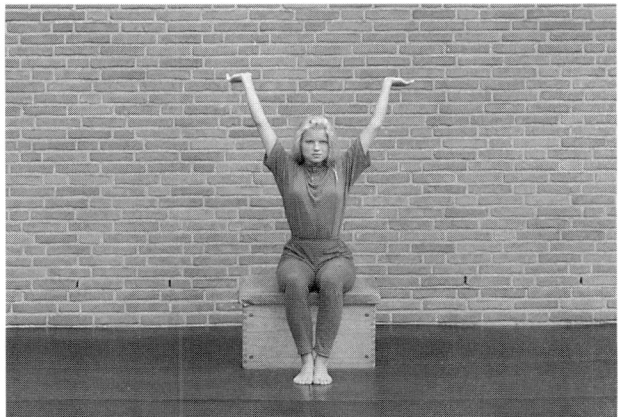

In die Hände treten

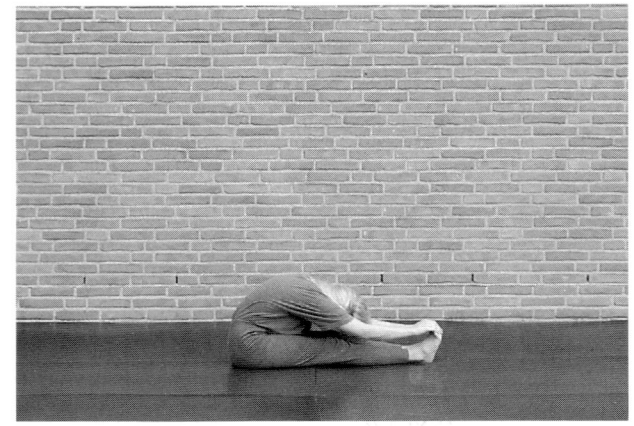

Auf dem Boden sitzen und die Beine ausstrecken.
Nach vorn beugen und mit den Händen die Füße
umfassen; abwechselnd links und rechts kräftig
nach vorn, gegen den Druck der Hände, treten.
Sechsmal mit jedem Fuß.
Achten Sie darauf, daß Druck und Gegendruck
gleich sind.

Allgemeine Schwäche
身体的衰弱

Das Frühlingserwachen

Schneidersitz, die gefalteten Hände in den Schoß
legen. Oberkörper so weit wie möglich, jedoch
ohne Anstrengung nach links drehen und dabei
einatmen. Kurz anhalten und einmal schlucken.
Danach den Oberkörper nach rechts drehen, dabei ausatmen und ohne Luft einmal schlucken.
Drei- bis fünfmal in jede Richtung üben.
Zum Abschluß der Übung dreimal kräftig nach
oben recken und dabei den Kopf nach hinten beugen.

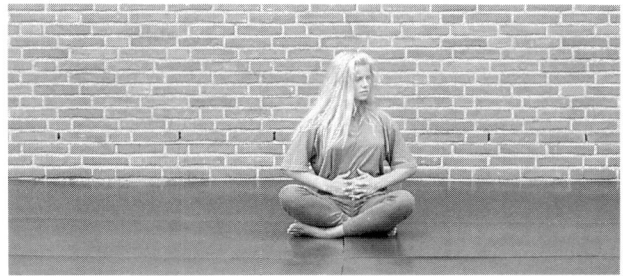

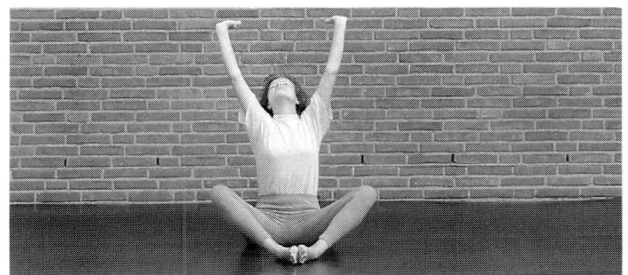

Das Erwachen der Insekten

Schneidersitz, die gefalteten Hände in Brusthöhe,
Unter- und Oberarme mit den Schultern in einer
Ebene. Die Hände fest zusammenpressen und mit
den Ellbogen flatternde Bewegungen ausführen
wie ein Schmetterling, der vor dem Auffliegen
pumpt.
Normalatmung. Schneidersitz, Oberkörper auf-
gerichtet. Nun abwechselnd den linken und den
rechten Arm waagerecht ruckartig zur Seite stoßen, Fäuste geschlossen. Beim Stoßen ausatmen.

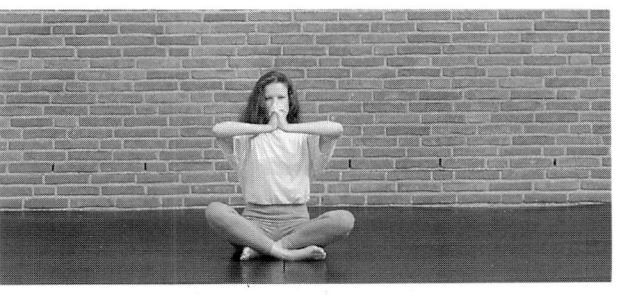

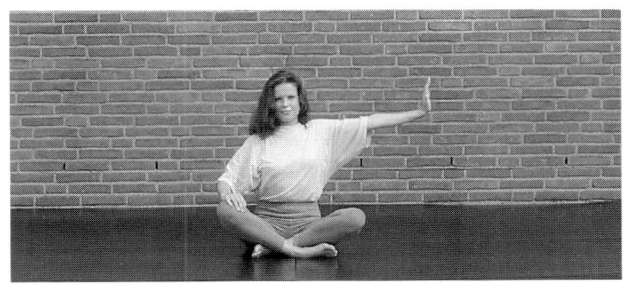

Der aufrechtstehende Bär

Hinstellen, den rechten Fuß etwas vor, den linken etwas zurück. Fest stehen und Gleichgewicht halten. Den linken Arm locker und leicht krümmen und nach vorn strecken, den rechten nach hinten in die Luft. Oberkörper nach links drehen und einatmen. Auf der linken Seite den Atem anhalten und kreisen lassen. Oberkörper nach rechts drehen und ausatmen.

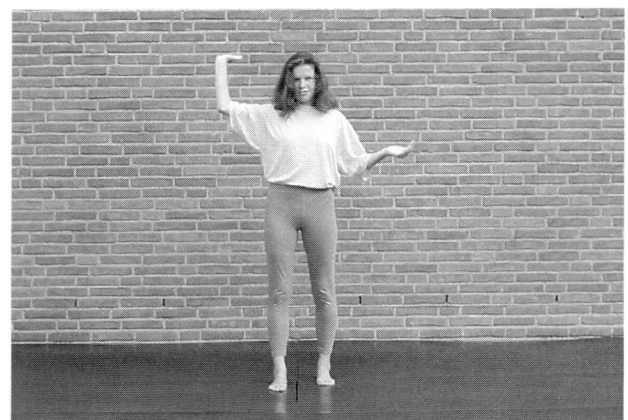

Der stampfende Hirsch

Fest auf beiden Füßen stehen. Die Arme mit geschlossenen Fäusten nach vorn strecken. Den Oberkörper dabei leicht nach vorn neigen. Den Kopf zwischen die Schultern ziehen und leicht nach hinten drehen. Abwechselnd mit beiden Füßen kräftig auf den Boden stampfen.
Normal einatmen. Nur beim Ausatmen die Restluft kräftig durch die Nase ausstoßen.

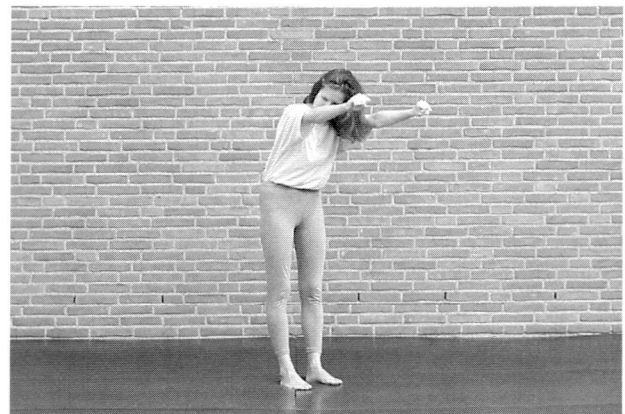

Die Wärme verreiben

Schneidersitz, die Hände gegeneinander warmreiben und einatmen. Dann auf den Rücken in die Nierengegend legen und hin und her reiben. Dabei den Atem anhalten und in Gedanken durch den Körper kreisen lassen. Anschließend die noch erwärmten Hände zu Fäusten ballen und auf den Bauch legen, damit die Wärme eindringt. Ausatmen.

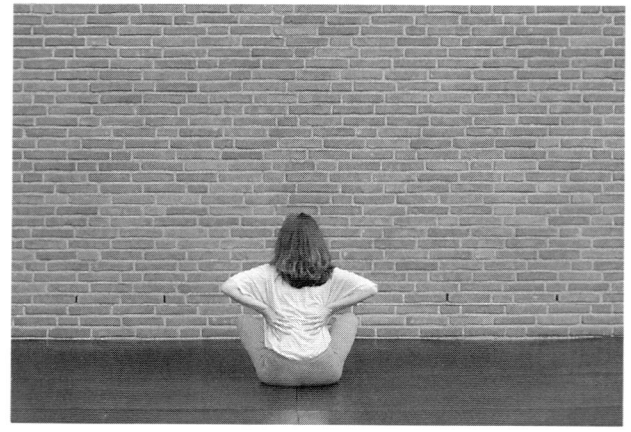